Illustrations : Corinne Delétraz

50, rue de Plaisance
75014 Paris – France
E-mail : infos@leduc-s.com
Web : www.leduc-s.com
ISBN : 2-84899-055-4

GÉRALDINE ADAM

UN VENTRE PLAT EN 6 SEMAINES

TOUTES LES ASTUCES
POUR Y PARVENIR :
ALIMENTS, GYM, ETC...

LEDUC.S
EDITIONS

SOMMAIRE

INTRODUCTION

« Là où le muscle est, le gras ne s'installe pas. »

Tout le monde, ou presque, s'en plaint à des degrés divers, de ce bourrelet installé là, sous la ceinture. Lui c'est sûr, personne ne l'aime, et on lui mène la vie dure, été comme hiver, enfin admettons-le, surtout à l'arrivée des beaux jours. Il y a encore deux siècles, il était indice de bonne santé et signe de prospérité, mais indiscutablement plus aujourd'hui.

■ DES RONDEURS, POURQUOI ?

Si ce n'est pas simple de garder le ventre plat de nos 12 ans, c'est que nos rondeurs ont moult bonnes raisons de venir s'y installer… et même de rester si l'on n'y prête pas une attention toute particulière.
En effet, c'est ici que se logent nos réserves de gras, qui pourront toujours servir en cas de coup dur voire même d'épidémies. Même si nos sociétés sont relativement à l'abri de ce type de tragédies, le corps, lui, l'ignore, et il stocke, juste au cas où, on ne sait jamais… Associez à cette tendance conservatrice une alimentation trop calorique, inadaptée, et c'est gagné (façon de parler).

LE TEST DE VÉRITÉ

Pincez la peau dans le sens horizontal sur le côté du nombril. En dessous de 3 cm, c'est raisonnable. Au-dessus, ce n'est pas bon.

Mais l'excédent de gras, responsable du ventre rond dans 80 % des cas, n'est pas le seul en cause. Parmi les autres fautifs, on trouve dans le désordre :

- De l'air ! Il y a en a qui mangent trop vite, ou qui parlent trop en mangeant. Résultat : de l'air se retrouve coincé dans l'estomac et le haut du ventre se retrouve tout gonflé. Le salut, c'est le rot, comme pour les bébés.
- Des gaz ! C'est un problème de digestion qui entraîne flatulences et autres gaz intestinaux. Dans ce cas, c'est le bas du ventre qui gonfle.
- De la paresse ! Autrement dit, la sédentarité. S'ils ne sont pas sollicités régulièrement, les muscles se relâchent.
- Du stress ! Le système digestif est hyperréceptif aux agressions extérieures.
- Des hormones ! Chez les hommes comme chez les femmes, elles peuvent modifier bon nombre de facteurs en rapport avec l'appétit, la satiété, la digestion, la répartition des sucres et des graisses, l'humeur ou le stress... Et être ainsi indirectement responsables de bourrelets.

Vous trouverez dans ce guide toutes les parades pour répondre point par point à ces indésirables. Et un, et deux... !

TEST RONDEUR

Comme on ne se voit pas toujours tel que l'on est, voici un petit test qui permet de mesurer objectivement son ventre, du minibourrelet à la bouée du célèbre bibendum Michelin. Répondez honnêtement aux questions suivantes.

1 – Quand je pince mon bourrelet avec deux doigts, il mesure :
a/ Je ne peux pas vraiment attraper le bourrelet (refermez le livre)
b/ Moins de 3 cm
c/ Plus de 5 cm
d/ Je n'ai pas qu'un bourrelet : lequel choisir ?

2 – Je fais du sport :
a/ Trois fois par semaine
b/ Une fois par semaine
c/ Deux mois avant l'été
d/ Une fois par an : au ski

3 – J'ai des enfants :
a/ Non
b/ Un seul
c/ Plusieurs

4 – Lorsque je suis stressé, je…
a/ Vais courir au parc pour me défouler
b/ Respire à fond
c/ Souffre du ventre
d/ Fume une cigarette et en route pour la tablette de chocolat

5 – Après les repas, je me sens…
a/ Bien
b/ Fatiguée
c/ Ballonnée
d/ Pleine à craquer

6 – J'aimerais perdre quelques kilos :
a/ Non, juste aplatir mon ventre
b/ Oui, 2 kilos
c/ Entre 5 et 7 kilos
d/ 10 kilos au moins

7 – Je grignote entre les repas :
a/ Jamais
b/ Quand je suis stressée
c/ Souvent
d/ Tous les jours

8 – Je saute un repas…
a/ Jamais
b/ Ça peut arriver quand je me sens « barbouillée »
c/ Souvent, quand je n'ai pas le temps de manger
d/ Régulièrement parce que je veux perdre du poids

9 – Et dans mon ventre, je suis une habituée de :
a/ Tout va bien merci
b/ Règles douloureuses
c/ Constipation
d/ Ballonnements

10 J'ai entre…
a/ 20 et 30 ans
b/ 30 et 40 ans
c/ 40 et 50 ans
d/ plus de 50 ans

- Si vous avez une majorité de réponses A, on peut considérer que tout va bien.
- Si vous avez obtenu une majorité de réponses B, régulez votre hygiène de vie : avec un tout petit peu d'effort, vous devriez rejoindre les A.
- Si vous avez obtenu surtout des réponses C, agissez avant que les dégâts ne soient trop importants.
- Avec une majorité de réponses D, il est grand temps de se prendre en main et de passer sérieusement à l'action.

■ ACTION !

Plutôt que de regarder son ventre en se lamentant ou en fantasmant sur les photos des magazines, il faut agir, et vite. Car plus on traîne, plus la masse graisseuse s'installe et sera coriace à déloger. Quelle que soit la cause de ce ventre rebondi, les astuces ventre plat sont presque les mêmes pour tous. Pour les solutions miracles, vous pouvez repasser. Les promesses des crèmes amincissantes et de la liposuccion ne seront tenues que si vous appliquez d'abord ces deux conseils de bon sens : mettez en place une alimentation adaptée, et surtout, bougez ! Oui, vous avez bien lu (vous le saviez même déjà) : la sédentarité est votre pire ennemi et la grande responsable de vos soucis. Si vous trouvez que faire des abdominaux, ça fait trop mal, sachez que le seul moyen d'avoir moins mal, c'est d'en faire davantage, entendez « plus régulièrement ».

Rendez-vous dans 6 semaines. D'ici là, vous aurez retrouvé votre ventre plat. À condition que vous n'ayez pas trente kilos à perdre, sinon, il vous faudra bien sûr plus de patience. Pour tous les autres, on prend les paris !

Mais d'abord, quelques recommandations concernant les séances d'exercices.

PRÉPAREZ VOTRE SÉANCE D'ABDOS

Prévoyez des vêtements souples dans lesquels vous vous sentez à l'aise et qui comportent un minimum de coutures. Ils doivent être confortables et ne gêner ni vos mouvements ni votre respiration. Ne vous allongez pas sur un sol trop dur (carrelage, parquet) ou trop mou (lit). Prévoyez un tapis de gym ou une serviette de toilette pour vous étendre. Simple question de confort, mais ce n'est pas négligeable.
Enfin, choisissez un endroit où vous disposez de suffisamment de place pour ne pas devoir vous faufiler entre la porte et le canapé. Quitte à tirer un peu la table basse.

APPLIQUEZ-VOUS

Six points incontournables avant de passer à l'action.

- À aucun moment vous ne devez ressentir de douleur articulaire. Si c'est le cas, arrêtez le mouvement immédiatement. Inutile de vous brutaliser, les accidents (musculaires, articulaires, osseux) n'arrivent pas qu'aux autres.

- Soyez attentif tout le long de l'exercice à ne pas bloquer votre respiration : expirez pendant l'effort, et tâchez de respirer le plus normalement possible. En tout cas, jamais d'apnée, on n'est pas dans les mers tropicales.

- Concentrez-vous sur votre objectif et sur les muscles qui fonctionnent. Vous devez vraiment sentir ce qui travaille, simplement parce qu'on se muscle mieux si la tête et le mental s'en mêlent, c'est vérifié et prouvé par des scientifiques ! Fermez les yeux pour vous aider à vous concentrer sur vos sensations. Ne focalisez pas sur la pile de chemises à repasser ni sur ce que vous avez à faire après. On n'est pas après, on est maintenant.

- Tout au long des exercices, pensez à garder le ventre rentré, c'est-à-dire serré. C'est important. Il ne doit pas gonfler à l'effort, sinon, cela veut dire qu'il est relâché. Lorsque le ventre est rentré, tout le dos est en contact avec le sol, c'est un bon moyen de vérifier si la position de départ est bonne.
- Serrez le périnée, ce petit muscle que l'on sent à l'intérieur quand on se retient de faire pipi. Serrez-le de la première à la dernière seconde de l'exercice.
- Inutile de chercher à aller vite : un quart d'heure, c'est 900 secondes, vous n'y couperez pas. Mieux vaut prendre son temps pour les exercices. Si vous sentez que vous ne respectez pas toutes les consignes (respiration, périnée, ventre rentré, dos collé au sol), arrêtez, reprenez la position de départ et recommencez doucement. Un peu de patience et tout se mettra en place. Mieux vaut faire des séries plus courtes et bien faites que d'exécuter les exercices à toute vitesse et n'importe comment.

APRÈS, ÉTIREZ-VOUS COMME UN CHAT

Pourquoi ? Pour relâcher le muscle qui vient de travailler. Faites vos étirements en douceur et sans à-coup, en respirant à votre rythme. Sans douleur, ils permettent de favoriser la circulation sanguine et la récupération, et limitent les courbatures. Maintenez les positions au moins 20 secondes en vous décontractant.

LES ABDOS : QUÉSACO ?

Ce sont quatre muscles qui…

- soutiennent et protègent les différents organes,
- maintiennent le dos et donnent une stature équilibrée,
- autorisent les mouvements du tronc,
- jouent un rôle essentiel dans la respiration puisqu'ils permettent l'expiration.

Pas question de s'en passer donc : sans eux, c'est tout un tas d'ennuis à venir.

ÉCOUTEZ VOTRE CORPS

Quand il est écrit « faites 20 fois » tel exercice, il est évident qu'il faut adapter au cas par cas. Si après 10 contractions, vous sentez que vous n'en pouvez plus, que vous tremblez de partout, prenez une pause ! Vous continuerez les 10 suivants après avoir soufflé un peu. Idem pour le temps de récupération ; les personnes plus habituées à bouger récupèrent plus vite. En bref, faites ce qui est bon pour vous.

C'est parti.

Première semaine
ON SE BOUGE

Vous avez décidé d'agir pour retrouver un ventre plat : bravo ! On ne peut que vous féliciter pour cette excellente nouvelle et pour votre volonté. En vous y mettant sérieusement, les exercices vont raffermir votre ventre et redessiner votre silhouette en quelques semaines, à condition de leur associer une alimentation équilibrée. L'essentiel dans votre démarche, c'est la régularité : sans elle, pas de résultat possible. Avec la motivation, l'effort sera payant et vous pourrez rapidement constater que votre sangle abdominale est nettement plus tonique.
Et maintenant, bon courage !

■ UN QUART D'HEURE POUR BOUGER

1 – Allongée sur le dos, rentrez le ventre en serrant les abdos de façon à ce que le bas du dos soit bien en contact avec le sol. Maintenez la contraction pendant 10 secondes, tout en continuant à respirer et recommencez 15 fois.

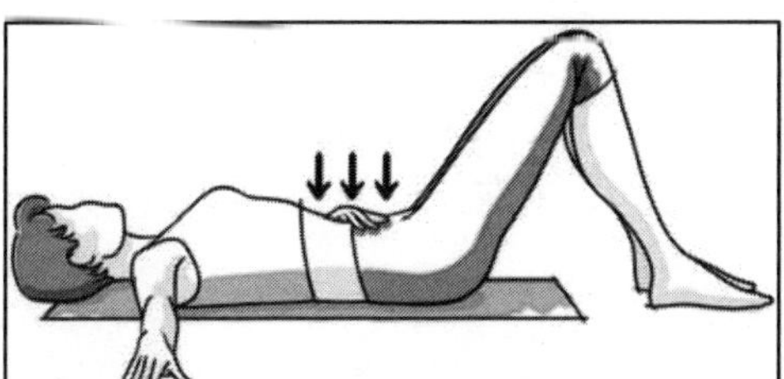

2 – Allongée sur le dos, les jambes pliées, les bras croisés sur le buste, contractez le bas du dos pour que les lombaires touchent le sol. Ensuite, décollez doucement la tête et les épaules du sol. Maintenez la contraction pendant 5 secondes et revenez à la position de départ. Faites 3 séries de 10, avec 30 secondes de récupération entre chaque série.

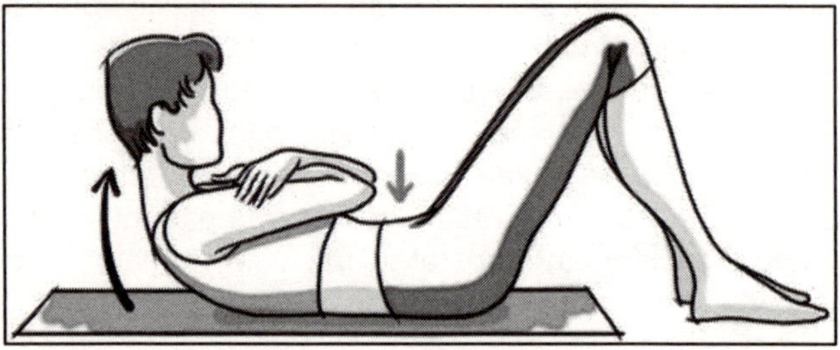

3 – Pédalez les jambes en l'air. Mains derrièrc la nuque, rentrez bien le ventre et pédalez 20 fois au moins, pas trop vite (et même plutôt lentement), en restant bien attentive à votre respiration. Accordez-vous 30 secondes de récupération, et recommencez le même exercice dans l'autre sens (en pédalant à l'envers). Plus les pieds s'approchent de la verticale, plus l'exercice est facile. À vous donc de doser votre effort selon vos capacités : commencez la semaine à la verticale et admirez votre progression. Mais surtout, ne creusez pas le bas du dos, sous prétexte de vouloir faire plus. Cela viendra avec un peu de patience…

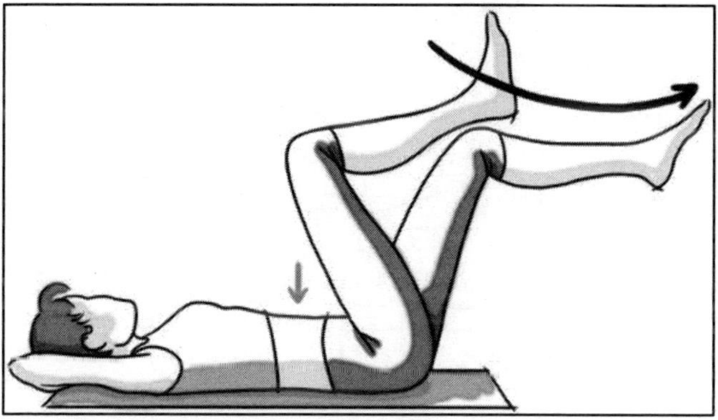

4 – Assise dans un fauteuil, le dos bien appuyé sur le dossier, et les bras en appui, soit sur les accoudoirs, soit sur le bureau devant vous, soulevez les genoux et décollez les pieds du sol. Gardez la position pendant 10 secondes au moins et renouvelez 10 fois. Si c'est trop difficile, levez d'abord une jambe, puis l'autre. Pensez à rentrer le ventre. Et bien sûr, respirez ! Après une minute de pause, recommencez une deuxième série de 10.

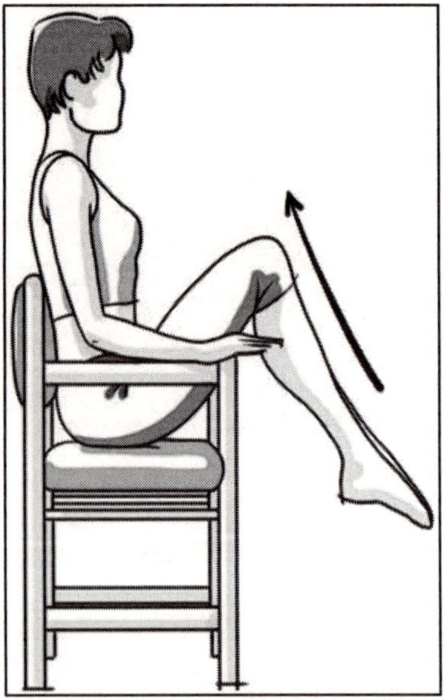

5 – Mettez-vous à quatre pattes, les bras et les cuisses à la perpendiculaire du dos. Le ventre est bien rentré, le dos tenu, la tête est placée dans le prolongement du dos, le regard vers le sol. Tendez le bras droit devant vous et levez la jambe gauche bien droite en gardant le ventre bien rentré, maintenez la position 5 secondes et changez de côté. Répétez l'exercice 5 fois de chaque côté avant de vous accorder une pause… Et recommencez, vaillante et pleine de courage.

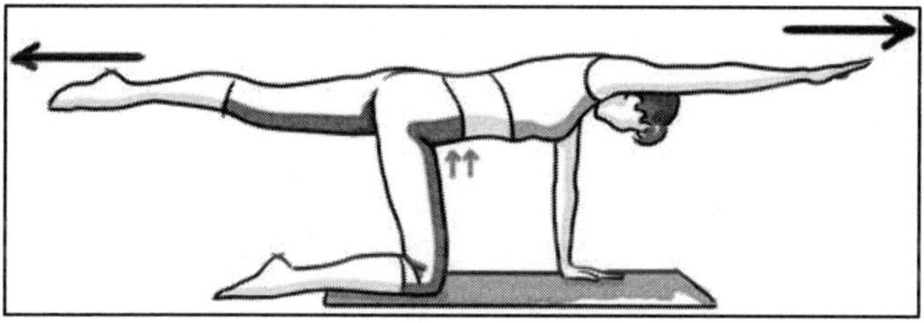

L'ÉTIREMENT DE LA SEMAINE

Pour finir, étirez-vous, vous allez aimer ça ! Allongée sur le dos, étirez les bras tendus en l'air, de la pointe des doigts à celle des orteils, comme pour grandir encore. Gardez la position 8 à 10 secondes tout en respirant normalement et relâchez. Restez quelques secondes bien détendue, le corps « posé » de toutes ses forces dans le sol, très lourd. Renouvelez l'exercice 2 ou 3 fois.

ILS RACONTENT…

Nicole :

« Je fais mes séries le matin avant ma douche… J'ai l'impression de partir en forme pour la journée, et puis surtout, c'est un moment que je prends pour moi seule, pour m'occuper de mon cas… Après la douche, deux minutes de massage sur le ventre et avanti ! »

Florence :

« J'ai décidé de faire mes abdos le soir avant de dîner. Les enfants sont au lit, j'ai un peu plus de temps. Je mets une serviette de toilette par terre dans le salon, de la musique bien tonique, un œil sur la pendule. Un quart d'heure, c'est raisonnable, ce n'est pas trop long ! »

UNE RÉGULARITÉ DE MÉTRONOME

Avant de vous emballer, soyez assidue. Vous n'obtiendrez pas de résultat si vous participez en dilettante. Faire des abdominaux en mangeant comme une ogresse n'a jamais remodelé personne. De même que se mettre à la diète sans faire de sport ne dessine pas un ventre tonique. La véritable astuce ventre plat, c'est la motivation. Accordez-vous un jour de relâche par semaine grand maximum, et pas deux. Pour vos exercices, choisissez le moment de la journée qui vous paraît le plus opportun, et respectez votre décision. Vous n'en sortirez que plus forte… et plus plate.

■ BOUGER PLUS AU QUOTIDIEN

ADIEU CALORIES, TACHES, POUSSIÈRE, FEUILLES MORTES !

À partir de maintenant, plus question de vous économiser, c'est même l'inverse... Objectif : brûler les calories ingérées au lieu de les stocker, utiliser le potentiel énergétique dont vous disposez. Rien qu'à la maison, de nombreuses occasions vous sont offertes. Démonstration.

- Monter et descendre un escalier de deux étages en courant (sans tomber) : entre 100 et 150 calories. Ne pas hésiter à le faire deux fois.
- Laver les carreaux : 250 calories en une heure.
- Passer l'aspirateur : 90 calories en une demi-heure.
- Laver la voiture : 225 calories en une heure.
- Tondre la pelouse : 400 calories en une heure.
- Ramasser les feuilles mortes : 270 calories en une heure.
- Repeindre la cuisine : 135 calories en une heure.

Évidemment, si vous fuyez les tâches ménagères, il ne vous reste que l'escalier : allez-y sans modération. Si vous sortez, le principe est le même : évitez les raccourcis, faites les 100 pas en attendant le bus, changez d'itinéraire, bref multipliez les activités.

Vous pouvez aussi...

- Éteindre la télé. C'est du temps de gagné pour se remuer.
- Sortir le chien. Ça lui détendra les pattes et à vous aussi.
- Emprunter les escaliers et oublier l'ascenseur, c'est valable aussi au travail.
- Vous déplacer en vélo, pour aller chez le dentiste ou n'importe où ailleurs, acheter le pain, ou tout simplement en balade...

- Vous garer à plus de 300 mètres de votre objectif, au lieu de pester parce que vous ne trouvez pas de place devant... Et marcher !
- Faire les courses : ce pensum grille 175 calories en une heure ! Ne râlez plus avant d'aller au supermarché... Maintenant, vous savez que ça vaut le coup.
- Sortir du bus ou du métro une station avant votre destination.
- Oublier de passer à la pharmacie ; quelle chance ! Retourner en ville, c'est toujours ça de marché !

En plus, une pléiade de petites astuces permet de « travailler » sans même s'en rendre compte ! Entre autres...

RENTRER LE VENTRE !

Ça paraît tout bête, voire simpliste, mais c'est suffisant pour solliciter ces chers abdominaux. C'est donc la première étape absolument obligatoire pour un ventre plat ; que l'on soit assise, debout, au travail ou au marché, on se maintient ! C'est un réflexe à adopter. Et c'est bien entendu valable pour les hommes comme pour les femmes, même si ces dernières ont une bonne longueur d'avance : grâce à la mode des tee-shirts moulants, elles n'ont pas le choix, il faut rentrer le ventre.

BIEN SE TENIR !

C'est une question de logique : on ne va pas à la fois rentrer le ventre et rester avachie devant son bureau, le dos voûté, l'abdomen plié. Non, dans l'idéal, on se grandit, on maintient son dos, on se tient enfin droite, on respire, bref, tout ce qu'il faut pour retrouver un vrai corps, avec de vraies fonctions. Libérez votre ventre avec une posture adéquate et vous sentirez la différence jusque dans votre dos.

LES DEUX PLUS MAUVAISES EXCUSES POUR NE RIEN FAIRE...

- *« J'ai mal au dos »*

Dans 85 % des cas, c'est parce que vos abdominaux sont faiblards, voire carrément inexistants, ou que vous êtes en surpoids, ou encore les deux ! Eh oui, la sédentarité fait mal au dos. Évidemment, on ne parle pas ici des personnes victimes de véritables problèmes médicaux ou qui ont pratiqué dans leurs jeunes années 20 heures de sport par semaine. Toujours est-il que si vous souffrez du dos, vous devez en parler à un spécialiste : s'il ne remarque rien d'anormal, vous n'avez plus qu'à renforcer votre programme d'abdos.

- *« Je n'ai pas le temps »*

Fausse excuse, le temps, il suffit de le prendre, et vous l'avez largement. Ce qui est plus probable mais moins glorieux comme argument, c'est que vous n'avez pas le courage. La fatigue est un cercle vicieux : vous vous allongez quand vous êtes fatiguée et vous vous sentez encore plus vannée. Vous préférez vous avachir devant la télé que d'aller faire une heure de gym. Peut-être n'aimez-vous pas la gym ? Dans ce cas, jouez au bowling, au badminton, faites des claquettes ou du ping-pong. Emmenez avec vous homme et enfants, et que chacun profite de ce moment de détente. Bouger redonne de l'énergie.

■ C'EST L'HEURE DE MANGER !

LES 10 COMMANDEMENTS VENTRE PLAT

Un ventre a deux faces : celle que l'on voit, de l'extérieur, et qui va se remodeler grâce à vos exercices et à votre bonne volonté. Et celle qui réceptionne, à l'intérieur, qui se remplit, ou pas, en fonction de ce que vous mettez « dedans ». Parce qu'il est bien entendu que vous pourrez accomplir les prouesses musculaires

les plus éblouissantes, si vous mangez n'importe quoi, n'importe comment, inutile d'en attendre des miracles. Cette première semaine, nous allons passer en revue les 10 commandements à respecter impérativement, par égards pour votre ventre, votre ligne, votre bien-être. La base, quoi.
Il va falloir mettre le grand braquet pour modifier certaines mauvaises habitudes. Inutile de se brusquer, mais il faudra y parvenir peu à peu. Les autres semaines, votre « programme alimentaire » se fera plus léger... pour un poids plume assorti d'un ventre plus plat que plat. Comprenez bien qu'il ne s'agit absolument pas d'un régime (par définition restreint dans le temps) mais de nouvelles directives alimentaires à appliquer pour tous les jours de toute la vie. Quelques incartades seront tolérées, mais gardez-les pour vous : on ne veut pas le savoir.

1. Je mange ce qu'il faut quand il faut

Ça s'appelle la chrononutrition, et on ne peut pas envisager une alimentation « ventre plat » sans intégrer ses principes de base. La chrononutrition, c'est apporter à son corps ce dont il a besoin, au moment où il en a besoin. Ainsi, tout comme il y a des moments privilégiés pendant lesquels nous dormons, tandis qu'à d'autres nous sommes éveillés, il y a des phases pendant lesquelles notre organisme prend mieux en charge les calories, les graisses, les sucres, et d'autres où il est occupé à des choses diverses et variées.

Des fleurs dans le bain

Prenons un exemple : vous êtes plongée avec délice dans votre bain et quelqu'un frappe à la porte pour vous livrer des fleurs. C'est sympa, mais ce n'est guère le moment. Vous vous drapez dans un peignoir, arra-

chez à moitié le bouquet des mains du coursier, signez le reçu et posez les fleurs sur la table. On verra plus tard pour le vase (vous l'avez bien aperçu quelque part, mais où ?), les remerciements, etc.
C'est exactement ce qui se déroule dans votre corps, si vous proposez des aliments à des moments inopportuns, ou pire encore, des dizaines de fois dans la journée. Vous imaginez le coursier qui vous apporterait votre bouquet fleur par fleur ? Ça ne vous agacerait pas un poil ?
L'organisme, donc, gère les opérations comme vous : il pose les aliments dans les coins (il ne dispose pas de table) et il verra ça « plus tard ». En attendant, c'est stocké plus où moins à droite et à gauche, selon les disponibilités du moment.
En évitant d'aller à contretemps de votre corps, vous évitez ce fouillis. C'est déjà ça !

AVANT L'HEURE, C'EST PAS L'HEURE, APRÈS L'HEURE…

Les principes de base de la chrononutrition sont très simples à intégrer et à appliquer une fois pour toutes.
- Plus la journée avance, moins il faut manger. D'où le dicton populaire plein de bon sens « faire un petit déjeuner de roi, un déjeuner de prince, un dîner de pauvre ».
- Trois repas dans la journée, c'est le minimum, quatre c'est le maximum. Entre deux repas, on fait autre chose (des abdos, par exemple).
- **Le matin**, on peut manger un peu plus **gras** qu'aux autres repas : nos hormones sont conçues pour ça. Donc, le fromage par exemple, c'est plutôt au petit déjeuner. Toujours le **matin**, mais le **midi** aussi, les **protéines** sont à l'honneur : viande, jambon, pois-

son, lâchez-vous ! Au **goûter**, une petite recharge **sucrée** ne fait pas de mal (en tout cas moins qu'au petit déjeuner). Les fameuses céréales du matin, hyper sucrées, sont plus adaptées à la dépense d'énergie qui suit le goûter. Le **dîner**, c'est **léger**, léger : le moment ou jamais de découvrir les protéines végétales (soja ou céréales + légumineuses). Et bonne nuit !

2. Je fais preuve de bon sens

Personne ne le nie : un petit ventre rond, enrobé, relié au reste du corps lui aussi rond, enrobé, cela sent le surpoids. À tous les coups, quelques kilos en trop se sont installés ici et là, et ne semblent pas avoir l'intention d'en partir, malgré peut-être des efforts insensés de votre part.

C'est peut-être là que le bât blesse. Les efforts insensés vont, par définition, à l'encontre du bon sens !

MANGER NI TROP, NI TROP PEU

- On mange rarement trop, mais bien plus souvent mal.
- On mange rarement trop « tout court ». On mange « trop par rapport à ce qu'on élimine ». Nuance.
- Plutôt que de manger moins, il est souvent préférable d'éliminer plus.
- Si l'on ne mange pas assez, le corps se « bloque » et stocke au maximum : la moindre feuille de salade peut aller arrondir vos hanches. C'est ce qui arrive aux millions de candidats à la minceur qui suivent des régimes de famine toujours plus restrictifs. C'est le plus sûr moyen pour devenir obèse.

Dans ce livre, vous apprendrez semaine après semaine à faire les bons choix, pour réaliser qu'en mangeant plutôt plus qu'avant (mais pas les mêmes aliments), vous vous sentez mieux et vous fondez ! Magique ? Non, non ! Parfaitement mathématique et normal.

3. Je ne confonds plus jamais les sucres lents et les sucres rapides

Ah oui alors, s'il vous plaît ! Les premiers sont les bienvenus, les seconds, non. Les premiers facilitent l'amincissement et la santé par divers biais. Les seconds ont exactement l'effet inverse.

JE CHOISIS MON CAMP

- **Les sucres lents** : ils proviennent des fruits et légumes (au naturel), des céréales complètes et produits dérivés (farine complète, galettes, pain aux céréales…), des fruits oléagineux (amandes, noisettes…) et des légumes secs (lentilles, haricots, pois chiches…). C'est OUI.
- **Les sucres rapides** : ils sont généralement faciles à repérer, ils sont sucrés ! Les confitures, bonbons, crèmes dessert, glaces… Mais attention ! Ils se dissimulent également dans les produits préparés à l'aide de céréales raffinées : pain blanc, riz blanc, farine blanche… C'est NON !

4. J'avale moins de sel

Nous mangeons globalement trois fois trop de sel. Et quelle est la propriété majeure du sel ? Il retient l'eau. Donc, plus on consomme de sel, plus on fait de la rétention d'eau. Jambes en poteau, ventre ballonné, doigts boudinés… vous voyez de quoi on parle ? Plus grave, un excès de sel (quasi systématique) est responsable d'hypertension, pouvant mener à des troubles cardiaques graves. Il faut donc se calmer sur la salière, mais surtout, surtout, sur les aliments renfermant du sel « caché ». À savoir : plus vous consommez de plats tout préparés, plus vous ingurgitez de sel à votre insu. La liste des bêtes noires figure dans l'encadré ci-dessous.

PÉDALE DOUCE SUR CES ALIMENTS !

Ce sont des mines de sel. Occasionnellement d'accord, mais leur consommation est à limiter au maximum.

- Corn-flakes, riz soufflé (petit déjeuner).
- Amuse-gueules (cacahuètes grillées, salées, chips).
- Entrées du type feuilleté.
- Fromages (camembert, emmenthal, roquefort, toutes les pâtes fondues).
- Charcuteries (jambon, rillettes, saucisson, salami) mais aussi tous les produits traiteur du type tarama.
- Choucroute industrielle, conserves en général, plats préparés et, pire, déshydratés.
- Les soupes déshydratées et la plupart des briques.
- Viandes et poissons salés (anchois, œufs de poisson, sardines, thon et saumon en conserve, etc.).
- Olives, marinades industrielles.
- Sodas, certaines eaux minérales très salées.
- Sauces toutes prêtes (béarnaise, mayonnaise, ketchup, moutarde, etc.).
- Bouillons cube.
- Pain (vérifier la teneur en sel), biscottes.
- La majorité des préparations incluant des légumes (rayon frais ou surgelés : poêlées, beignets, mélanges, etc.).
- Même chose pour les fruits (desserts, crèmes, etc.).
- Toutes les préparations à base de pâtes, de pommes de terre (purée en flocons), de riz, etc.

5. Je bois plus d'eau (pas n'importe laquelle)

L'eau ne fait pas maigrir. Elle n'aplatit pas non plus le ventre ! Mais sans elle, tout est peine perdue. Pourquoi ?

- Elle permet de drainer, d'éliminer, de « nettoyer ».
- Elle est légèrement coupe-faim (surtout si elle renferme du magnésium).
- Elle améliore le fonctionnement des cellules, y compris de celles qui façonnent votre silhouette.
- Quand on boit de l'eau, on ne boit pas autre chose (jus de fruits, sodas, alcool, etc.).

C'EST À BOIRE, À BOIRE, À BOIRE !

- Choisissez de l'eau minérale riche en magnésium (c'est écrit sur l'étiquette).
- Inutile d'en avaler des litres par jour. Tout dépend de votre cas personnel, mais 1 l, c'est déjà bien, et si vous n'êtes pas fan d'eau « nature », utilisez votre eau minérale pour préparer des tisanes, du thé (vert de préférence), de la soupe...
- Fractionnez vos apports en eau. Un petit peu régulièrement, c'est mieux que beaucoup d'un coup.

6. J'esquive les graisses (traîtreusement) cachées

Vous le savez, les graisses sont très caloriques, une propriété hélas incompatible avec un ventre plat. Il ne s'agit pas de faire un trait au feutre rouge dessus, car elles sont indispensables à la santé (et même, en petite quantité et judicieusement choisies, à la minceur), mais trop c'est trop !

Normalement, vous êtes plutôt sage sur l'ajout de matières grasses visibles (huile, beurre, crème) dans vos préparations ou sur vos tartines. Là où les choses se corsent, c'est plutôt dans les produits tout préparés (comme pour le sel). Sans doute vous trouvez-vous dans la situation de millions de femmes cherchant à bien faire en avalant des quiches/salades, des crudités façon traiteur ou des légumes préparés surgelés. Bingo ! Ces quelques exemples figurent parmi les pires en matière de graisses cachées ! Donc le message est clair : n'avalez plus de gras à votre insu !

LES PETITS PLATS QUI VOUS VEULENT DU GRAS...

- Citons pêle-mêle : les croissants (et autres viennoiseries), les cacahuètes (et autres biscuits apéritifs), le tarama, les salades traiteur (carottes râpées/céleri rémoulade...), les charcuteries, les chips, les frites, les viandes grasses (côtelettes de porc, entrecôte, agneau...), les pizza/quiches/tartes salées, les préparations surgelées – même à base de légumes (gratins, beignets, galettes de légumes...), les biscuits/sablés/pâtisseries/barres de céréales, la crème brûlée, la glace, les biscuits et céréales pour petit déjeuner (tout dépend des produits, mais peu sont recommandables).
- Attention au fromage ! Plus il est frais, mieux ça vaut ; plus il est sec, plus il renferme de sel et de graisse.

7. Je fais le plein de fruits et légumes

Ce n'est pas parce qu'ils arrivent en point 7 qu'ils sont 7 fois moins importants que le point 1 ! D'ailleurs, les 10 commandements de ce chapitre ont une importance équivalente, ils sont tous ex aequo. Et les fruits et légumes encore plus que les autres !

Bourrés de bonnes intentions, ces aliments ont tout pour plaire, surtout à vous. Il est nécessaire d'en avaler au moins 5 portions chaque jour (c'est très facile : avec 1 fruit à chaque repas, on est déjà à 3 ; reste 1 légume au déjeuner et au dîner, nous y voilà).

VIVE LES VÉGÉTAUX !

Il ne faut pas les manger EN PLUS des pâtes ou du riz, mais à LA PLACE (ou moitié pâtes/moitié légumes !).

8. Je mets le cap sur les protéines

Les protéines sont des « aides-minceur » inestimables. Ce n'est d'ailleurs pas pour rien que les régimes hyperprotéinés font fureur (mais c'est une toute autre histoire). Il est conseillé d'augmenter ses apports en protéines, et ce pour plusieurs raisons :

- lorsqu'on mange plus de protéines, on mange moins de graisses et de sucre, c'est prouvé ;
- elles sont moins caloriques que, justement, les graisses et le sucre ;
- ce sont les meilleurs coupe-faim qui existent ;
- elles procurent dynamisme, bon moral et entrain… trois denrées bienvenues en temps de régime et d'objectif ventre plat ;
- elles renforcent les parois des vaisseaux sanguins, améliorant la circulation du sang, donc permettant un meilleur fonctionnement global du corps, une élimination facilité des déchets.

PROTÉINES DU MATIN, MALIN !

- Plutôt que d'attaquer sa journée par un petit déjeuner très sucré (pain/confiture, boisson sucrée, céréales idem), rétablissez d'office l'équilibre de ce repas, en introduisant des protéines (viande froide, jambon, œuf, fromage…). Ce n'est pas le meilleur moyen pour échapper au coup de pompe de 11 heures, c'est le seul.
- Rappel : le coup de pompe de 11 h, justement, il ne vous propulserait pas par hasard à la boulangerie du

coin, ou dans votre tiroir de bureau spécial « trésors » (barres chocolatées) ? Pas de ça dans ce programme ventre plat !

- À chaque repas, vous devez consommer des protéines, et en quantité suffisante. Une salade verte décorée de trois rondelles de tomates, c'est le plus mauvais calcul « ventre plat » que vous puissiez faire. Trois minuscules cubes de poulet, c'est insuffisant aussi. Mieux vaut être raisonnable et opter pour une darne de saumon ET une salade verte ET du pain. C'est un exemple parmi cent.
- Pensez aux protéines végétales (céréales + légumes secs), idéales pour le dîner ; elles peuvent fort bien remplacer les protéines animales (viande, poisson).

9. J'apprivoise les fibres

Les fibres sont le parent pauvre de notre alimentation. C'est l'inverse du sel, du gras et du sucre : nous en mangeons bien trop peu. Or ces gentilles fibres sont des piégeurs de graisses et de sucre (qu'elles éliminent en douceur, hop ! par ici la sortie !), permettent d'être bien rassasié et procurent même un confortable effet coupe-faim (à condition de boire suffisamment), tout en assainissant la flore intestinale, point essentiel pour reconquérir un beau petit ventre plat.

Et pourquoi nous n'en mangeons pas assez ? Parce que nous dédaignons les céréales brutes (complètes), les légumes secs, les légumes tout court… Donc, en respectant simplement les conseils alimentaires de cette première semaine, vous ferez le plein de fibres sans y penser. Ça change tout !

Au passage, rappelons que les fibres préviennent la constipation, le diabète gras, protègent de certains cancers et sont tout simplement indispensables à la santé.

Si vous ne consommiez que peu, voire pas, de fruits et légumes, allez-y doucement au début. Un afflux massif de fibres risquerait de vous faire tout drôle (surtout à vos intestins). Un petit peu plus chaque jour, tout devrait bien se passer.

AYONS LA FIBRE !

Les bons réflexes fibres, c'est :

- acheter des pâtes complètes plutôt que « normales » ;
- préparer du riz complet plutôt que blanc ;
- préférer le pain complet et/ou aux céréales plutôt que la baguette ou le pain de campagne ;
- manger plus de fruits, de légumes, de légumes secs ;
- ne pas faire un repas sans une petite salade verte. Ça passe tout seul !

10. Je fuis l'alcool

Alors là, c'est sûr, pendant tout votre programme ventre plat, vous avez drôlement intérêt à la mettre en veilleuse côté alcool. Et après aussi d'ailleurs… Parce que l'alcool, en dehors de ses méfaits sur la santé, n'est pas bénéfique pour la ligne, loin de là. D'abord à cause de ses calories car il en apporte, et pas qu'un peu : 7 par gramme quand le gras en apporte 9 et les sucres ou les protéines 4 !

Ensuite parce qu'il est apéritif, c'est-à-dire qu'il ouvre l'appétit. Alors vraiment…

On garde le meilleur pour la fin : l'alcool se transforme en graisses, qui vont se loger… où ? Directement sur le ventre.

L'ALCOOL, NON MERCI !

Si vous ne voulez pas faire partie de la confrérie des buveurs de bières (dont le ventre, tout à fait sexy, arboré par ses adeptes est célèbre), commencez par… ne pas boire de bière. Ni, surtout, de vin doux (les vins très sucrés). À l'extrême rigueur un petit verre de vin rouge OU de champagne de temps à autres, si vous y tenez, mais gare !

- Attention aux apéritifs sans alcool (type bière), caloriques malgré tout.
- Ne buvez jamais d'alcool à jeun, toujours pendant ou juste après le repas.
- L'alcool accroît le stockage des graisses et des sucres de tout le repas. Vous êtes prévenue !

Deuxième semaine
ON SE DÉTEND

Bienvenue en deuxième semaine. Vous n'avez encore remarqué aucun changement dans votre silhouette, c'est normal. Rome ne s'est pas faite en un jour ; pour vous, c'est pareil. Mais même si cela ne se voit pas à l'œil nu, vous êtes sur la bonne route. Maintenant que vous avez réalisé que votre sangle abdominale existe bel et bien, il faut persévérer et ne pas relâcher vos efforts. Souvenez-vous que vous devez avoir pleinement conscience de vos gestes et des muscles qui travaillent. En avant pour la suite du programme !

■ UN QUART D'HEURE POUR BOUGER

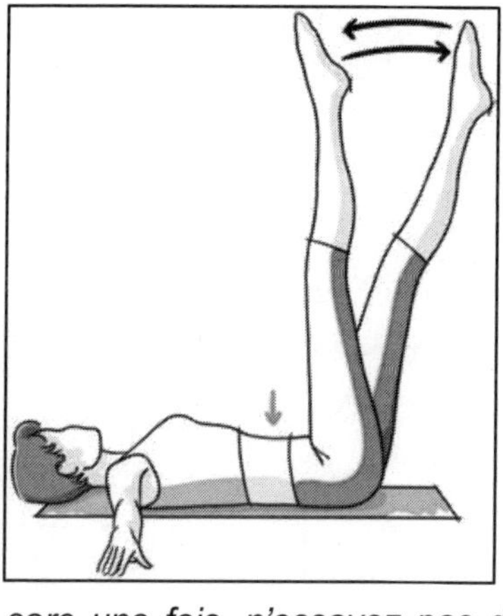

1 – Allongée à plat dos, jambes à la verticale, les bras tendus sur les côtés, faites 30 petits battements devant-derrière. Maintenez le ventre bien rentré, et respirez. À aucun moment, le dos ne doit se creuser. Relâchez en posant les jambes par terre et recommencez une deuxième série. Encore une fois, n'essayez pas d'aller trop vite, ce n'est pas une course ; l'important, c'est que l'exercice soit correctement réalisé.

2 – Allongée sur le dos, une jambe tendue à la verticale, les mains derrière la nuque, décollez le haut du corps 15 fois. La jambe ne bouge pas, c'est juste le haut du corps qui travaille. Expirez à chaque fois que vous relevez le buste, le périnée reste bien serré. Soufflez bien et recommencez l'exercice avec l'autre jambe. Après 30 secondes de récupération, attaquez la deuxième série.

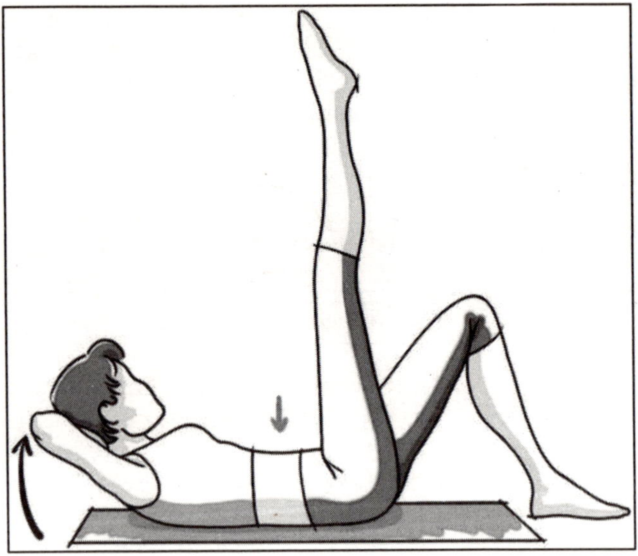

3 – Toujours à plat dos, les bras tendus sur les côtés, dessinez des petits cercles avec vos pieds flex. Expirez lorsque vous ramenez les jambes vers vous, en gardant le ventre bien serré. Attention à ne pas décoller les épaules ni le bas du dos du sol. Dix cercles dans un sens, dix cercles dans l'autre et voilà déjà venu le temps de la récup. Soufflez 30 secondes et recommencez l'exercice 3 fois.

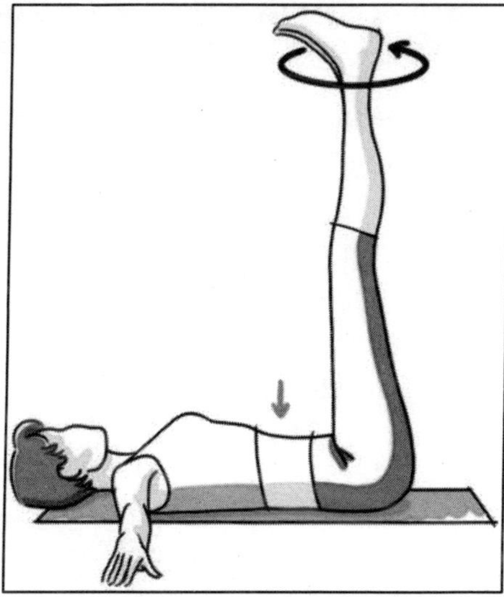

4 – Allongée sur le dos, mains derrière la nuque, posez le talon dans le pli du genou opposé. Redressez le dos de façon à venir toucher le genou avec le coude opposé, 15 fois de chaque côté. Accordez-vous 30 secondes de repos et reprenez la série 3 fois.

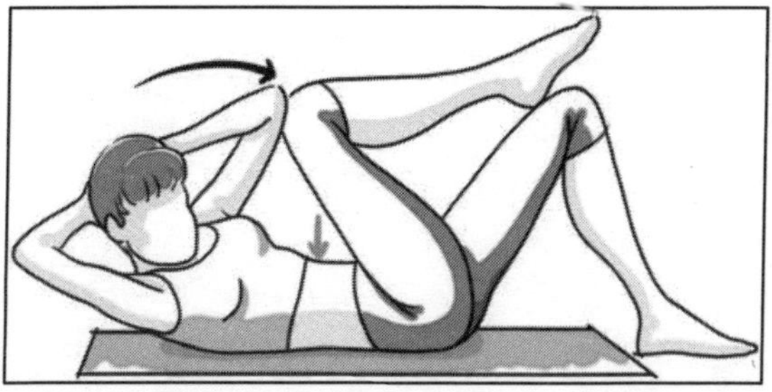

5 – À plat dos, jambes semi-fléchies à la verticale, les bras sont posés au sol sur les côtés. Serrez le périnée et rentrez le ventre. Sur l'expiration, amenez doucement les jambes vers vous en décollant légèrement le bassin, et sur l'inspiration, replacez-les à la verticale. Ne crispez pas la nuque, c'est le ventre qui travaille ! Ne faites pas cet exercice dans l'élan, contrôlez vos mouvements, que ce soit à l'aller ou au retour.

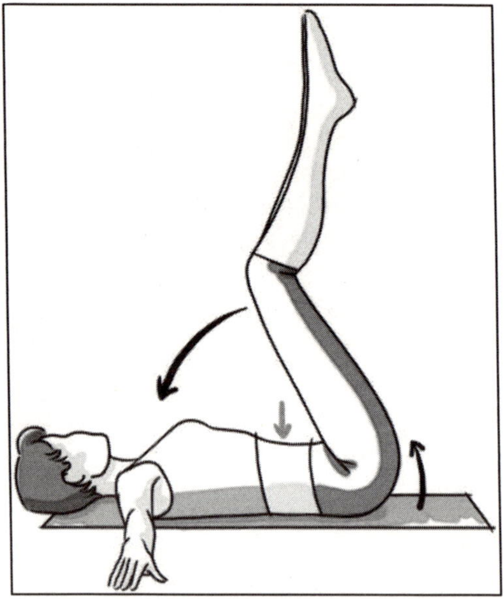

L'ÉTIREMENT DE LA SEMAINE

Après l'effort, le réconfort. Allongez-vous à plat ventre, le front contre le sol, les bras pliés, les mains à la hauteur des épaules. Lentement, redressez-vous sur vos avant-bras. Gardez les fesses relâchées et la tête dans le prolongement du dos. Restez dans cette position 20 secondes en respirant normalement et redescendez doucement en prenant bien conscience de la colonne vertébrale qui se déroule. Recommencez une 2e fois.

ILS RACONTENT…

Frédérique :

« Je préfère faire mes abdos en musique, ça me donne une cadence. J'ai préparé un enchaînement de quelques chansons sur l'ordinateur, le tout équivalent à un quart d'heure, et quand j'arrive au bout de mes musiques, c'est que je suis au bout de mes abdos ! »

Claude :

« J'ai commencé à faire des abdos sous la pression de ma femme. Après 3 jours d'exercices, j'avoue que quand je rentrais le bas du ventre fort, je sentais bien que ça avait travaillé : comme une légère courbature, mais pas douloureuse. Je dirais plutôt une tension. Du coup, je me suis dit qu'il y avait sans doute un relâchement (j'ai 40 ans) et ça m'a vraiment motivé pour continuer. »

EN PROGRÈS !

Déjà ? Eh oui ! Vous allez constater, non sans satisfaction, que là où la semaine dernière vous accomplissiez 10 contractions, vous pourrez maintenant en faire 15, peut-être même 20 ! C'est tout bête mais psychologiquement, ça compte.

■ LE STRESS, ENNEMI DU VENTRE PLAT

Le stress est l'ennemi de beaucoup de choses, et du ventre comme du reste. Il nous déséquilibre, avec souvent au bout du compte, la prise de poids, le ventre gonflé… de stress ! Fringales répétées ou ballonnements intempestifs en sont d'ailleurs la cause indirecte. Alors que faire ?

➔ ***Du yoga**.*

Excellente arme antistress, sa philosophie et la respiration qui y est associée aident à prendre du recul, à se détacher des tracas de tous les jours. La concentration sur l'instant présent permet d'évacuer les tensions et les émotions perturbantes.

Dans cette discipline, on trouve un véritable travail sur la respiration, grâce à laquelle l'esprit est apaisé. En plus, les positions de yoga sont à la carte : certaines stimulent la digestion, massent les abdominaux, d'autres atténuent les troubles de la ménopause…

Mode d'emploi :

1/ Debout, pieds légèrement écartés, tournez la paume de la main vers l'extérieur et sur une inspiration, levez le bras sur le côté jusqu'à la verticale au-dessus de la tête. Maintenez la position pendant 3 respirations en tachant d'ouvrir l'espace entre le haut de la hanche et le bas des côtes. Changez de côté.

2/ Assise sur les talons, dos droit, tenez vos mains dans le dos. Sur l'expiration, penchez-vous en avant à partir des hanches jusqu'à poser le front au sol. Relâchez le corps et sur une inspiration, revenez à la position initiale.

➔ *Prendre un bain*

Avec des huiles essentielles (lire le chapitre Soins du corps, soins de l'esprit, p. 79). C'est LE moment détente par excellence.

Mode d'emploi :

Mélangez quelques gouttes d'huile essentielle (lavande, ylang-ylang, petit grain, mandarinier, pamplemousse) à une cuillère à soupe d'huile végétale (amande, avocat, bourrache, calendula, coco, onagre) et versez directement sous le robinet.

➔ *De la méditation*

C'est quand vous voulez, où vous voulez, pour peu que vous choisissiez un moment pendant lequel on ne peut pas vous déranger. Installez-vous confortablement, assise, le dos droit (pas couchée, sinon, c'est l'endormissement garanti).

Mode d'emploi :

Fermez les yeux. Commencez par écouter votre respiration (encore elle !) et contrôlez-la jusqu'à ce qu'elle soit calme et régulière. Prenez conscience des différentes parties de votre corps. Imaginez l'air pénétrant dans votre organisme et circulant de la tête jusqu'à vos pieds. Ordonnez mentalement à chaque muscle de votre corps de se détendre. Sur une inspiration profonde, portez votre attention sur votre tête et vos épaules et laissez-les se relâcher. Respirez 4 fois normalement. Sur une autre respiration profonde, concentrez-vous sur votre ventre et respirez à nouveau normalement. Enfin, sur une dernière inspiration profonde, détendez le bas du corps de la taille aux orteils. Restez à l'écoute de vos sensations.

➔ *Des arts martiaux*

Prises, esquives, équilibre, concentration, apprenez à tomber et à vous relever ! Entre sport et philosophie, les arts martiaux sont des disciplines très complètes qui permettent d'évacuer les tensions. Sports d'agilité, art de la défense, ils développent la confiance en soi et la maîtrise de soi. Sachant qu'il en existe une bonne quarantaine, vous ne devriez pas avoir trop de mal à en trouver un qui vous convienne. Nos favoris :

1/ Le kung-fu : on distingue le wing chun du kung-fu shaolin. Le wing chun est constitué de positions rapprochées (corps à corps), il se base sur l'économie de mouvements. Le shaolin, lui, nécessite plus d'espace pour ses sauts, ses positions basses ou ses coups de pieds hauts. Ce système de défense s'adresse à tous. Patience et persévérance sont les maîtres-mots de son apprentissage.

2/ Le tai-chi-chuan : d'origine chinoise, il se pratique seul ou en groupe. C'est un enchaînement de mouvements lents visant à améliorer la force, le tonus musculaire et la souplesse. Au carrefour de la médecine chinoise et de l'énergétique, le tai-chi est à la fois une pratique de santé, d'autodéfense et de méditation.

3/ Le viêt-vo-dao : cet art martial vietnamien combine la lutte vietnamienne et les techniques du judo. Sa pratique développe la confiance en soi et canalise l'agressivité latente. On y recherche l'équilibre, la perfection du mouvement tout en respectant son partenaire.

➔ *De la réflexologie*

Quand un stress bloque votre énergie au niveau du sternum, faites appel à la réflexologie. Cette thérapie manuelle est pratiquée sur des zones « réflexes » situées sur les mains ou les pieds, qui dénouent les tensions n'importe où dans le corps. Par une simple pression des doigts sur un point particulier, vous exercez une action sur un organe, vous soulagez une digestion difficile, un côlon irrité ou des soucis intestinaux plus généraux.

Mode d'emploi :

- Pour décontracter le plexus et la région du diaphragme, massez le dessous de vos pieds. Imaginez que vous divisez votre pied en 3 dans le sens de la hauteur et massez la ligne du premier tiers (sous la bosse située sous le gros orteil).
- Pour le côlon, imaginez une ligne parallèle à l'extérieur de votre pied, à environ 1 cm du bord. Massez-la pendant quelques minutes.
- Pour stimuler les intestins paresseux, massez la ligne du troisième tiers, au centre du pied (au-dessus de la partie basse du pied, le talon). Au toucher, une légère douleur peut apparaître, c'est normal, elle s'estompera après quelques minutes de massage. Si vous ne vous sentez pas suffisamment à l'aise, faites appel à des professionnels de la réflexologie, ils connaissent parfaitement la cartographie des mains et des pieds et vous seront d'une aide précieuse.

➔ *Arrêter de fumer*...

Et se méfier des excitants en général ! La cigarette nous tord les boyaux. La plupart des fumeurs ont peur d'arrêter parce qu'ils craignent de prendre du poids, mais ils ignorent que la cigarette est souvent responsable des digestions bâclées, et donc des ventres gonflés (voir le point 7 de « C'est l'heure de manger ! »). Sans compter que ce véritable fléau force à avaler de l'air et entretient le stress…

➔ *Boxer son stress*

Pour se défouler et évacuer son stress, l'option boxe française est remarquable : ce sport épuisant et complet demande à la fois coordination, souplesse et bons abdos-fessiers. *« En plus, dès les premières séances, on s'y croit, on s'éclate vraiment ! Et physiquement, j'ai changé, j'ai même perdu une taille,* s'enthousiasme Caroline, adepte des gants de cuir depuis 2 ans. *Je sors de là lessivée, et tellement loin de mes petites préoccupations quotidiennes. C'est un vrai bol d'oxygène. »* Qu'on se le dise !

UN BON COUP DE PÉDALE

Vous rêvez de cuisses fuselées, de mollets dessinés, d'un cœur à toute épreuve ? Le vélo est fait pour vous. Idéal pour griller les calories sur de longues distances, il n'est pas traumatisant pour les articulations puisque, lorsqu'on est assis sur la selle, les jambes ne supportent pas le poids du corps. Au fil des kilomètres, le vélo améliore l'endurance, stimule le système cardiovasculaire, oxygène les muscles et les organes. Le cœur est plus musclé, la circulation du sang activée. En plus, comme l'effort physique est suivi d'une diminution de la tension nerveuse et de l'anxiété, c'est aussi un outil antistress irremplaçable. Bref, respirer l'air frais (à défaut d'être pur) en pédalant, ça détend.

Et pensez à ce merveilleux outil comme moyen de locomotion : vous ferez du sport sans y penser, zapperez le stress du métro, des embouteillages, de l'attente à l'arrêt de bus… c'est quand même génial, non ?

■ C'EST L'HEURE DE MANGER !

LES 10 ASTUCES POUR NE PLUS JAMAIS BALLONNER

On vous l'avait promis : à partir de cette semaine, votre programme alimentaire est plus « léger ». Mais c'est évidemment parce que nous partons du principe que les leçons de la première semaine sont apprises, comprises et appliquées ! Nous sommes donc bien d'accord que chaque semaine, les conseils s'additionnent à ceux de la précédente. Maintenant que vous avez intégré les « bases », il s'agit de tout mettre en œuvre pour atteindre le nirvana digestif, et pour éviter de se mettre de multiples bâtons dans les rouages bien huilés des intestins.

1. Cap sur la digestion légère

Le plus important est naturellement de tout faire pour alléger votre digestion. Si vous ballonnez, c'est que vous ne parvenez pas à digérer. Souvent, ce sont les sucres (lents ou rapides) qui fermentent. Mais ce peut-être à cause d'un repas trop gras, trop riche, que ces pauvres sucres lents restent sur place, avec tout le loisir de produire des gaz. Donc ils sont certes coupables, mais pas forcément responsables. C'est l'ensemble du repas qu'il faut décrypter.

LES ALIMENTS À ÉVITER

- Repas trop lourds, trop copieux, trop gras.
- Lait et produits laitiers (sauf yaourt, en quantité raisonnable, voir point 6).
- Fromage fermenté (camembert, brie, pont l'évêque) ou à moisissure (roquefort).
- Fritures, plats cuisinés (pizza, lasagnes).
- Haricots secs, féculents (pommes de terre, maïs, pain et pâtes).

- Pain chaud ou trop frais.
- Crudités (fruits ou légumes), certains végétaux : ail, artichaut, brocoli, chou, concombre, cresson échalote, navet, poivron, petit pois, radis, rhubarbe, salsifis, tomate (sauf si on ôte pépins/peau), légumes secs, banane « verte », fruits à grains (fraise, framboise, cassis, etc.).
- Sorbets, crèmes et surtout glaces (le mélange sucre-crème-œuf-froid est terrible !).
- Alcool, toute boisson gazeuse (alcoolisée ou non).
- Ingestion d'air (chewing-gum, trop parler à table).
- Sorbitol (sucre naturel de certains fruits, comme les pruneaux, que l'on retrouve comme édulcorant dans des confiseries « basses calories »).

À côté de cette liste noire, voici une liste blanche !

LES « BEST OF » FACILES À DIGÉRER

Ce sont les huiles (en quantité raisonnable s'entend), surtout celle d'olive (le plus digeste des corps gras), les poissons blancs, la viande maigre, la volaille (sans la peau !), le lapin, le riz.

Les aliments qui ne figurent ni dans l'une ni dans l'autre sont considérés comme « neutres », sauf susceptibilité individuelle…

2. Très fines, les herbes !

Herbes aromatiques, fenouil, aneth, angélique, carvi, menthe, verveine, sont de précieuses alliées. Leurs huiles essentielles accélèrent la digestion et s'opposent aux ballonnements.

D'ailleurs parlons-en des huiles essentielles. Déjà, vous en glissiez dans le bain pour détendre vos petits nerfs (p. 41). Maintenant, vous les avalez, pour un confort digestif maximal. Ne faites pas un pas sans votre petit flacon d'huile essentielle de basilic exotique. Une goutte à la fin de chaque repas sur un sucre, et vous digérez mieux, comme par magie !

LES FINES HERBES, C'EST BIEN…

- Non seulement ce sont des antigaz 3 étoiles, mais en outre, elles relèvent les plats les plus fades, enchantent les papilles, et permettent ainsi de diminuer l'apport en sel. Super !
- Mettez-en partout (des fraîches, svp, ou au moins surgelées, certainement pas déshydratées), sur la salade, les plats, dans les tisanes… Devenez un obsédé des fines herbes.

3. Pas bêtes, les tisanes !

Ce n'est pas du tout un truc ringard ! Si les tisanes digestives sont toujours sur le devant de la scène, il y a une bonne raison : elles sont réellement efficaces pour dissiper ballonnements et autres flatulences ainsi que pour aider à digérer. Adieu le ventre rebondi en fin de repas… Dans la famille des herbes (tiens, revoilà nos fines herbes !), faites appel aux vertus de la menthe, du basilic, du céleri, de l'origan ou encore du fenouil. Dans la famille des épices, choisissez l'anis, la cardamome, la cannelle ou le clou de girofle. Consommez-les en infusion, trois ou quatre fois par jour, après le repas, à la place du café pourquoi pas…

- Contre les flatulences et les ballonnements, optez pour une tisane à la coriandre qui soulage douleurs et crampes intestinales : mettez deux cuillères à café de graines dans une grande tasse et versez dessus l'eau bouillante. Laissez infuser 10 minutes, filtrez et dégustez à la fin du repas.
- Contre les digestions difficiles, recouvrez deux cuillères à soupe de graines d'anis d'un litre d'eau bouillante. Laissez infuser 10 minutes, passez au chinois et adieu l'aérophagie.
- Pour soulager les crampes d'estomac, versez l'eau frémissante sur trois feuilles de basilic. Patientez 3 minutes, c'est prêt.

4. Que d'air !

L'air c'est bien dans les poumons. Mais il n'a rien à faire dans le système digestif. Vous rétorquerez que l'air, vous n'en mangez pas. Et nous, nous soutenons que si.

Soit directement parce que :

- vous parlez trop en mangeant ;
- vous mâchez du chewing-gum ;
- vous fumez (à table ou pas) ;
- vous buvez des boissons gazeuses (soda, eau minérale pétillante…).

Soit indirectement parce que :

- vous consommez des aliments indigestes (qui fermentent, voir plus haut) ;
- vous êtes passée d'une alimentation « zéro fibre » à « méga-fibres », par exemple en forçant un peu trop sur les crudités.

JE NE MANGE PAS MON AIR, JE LE RESPIRE !

- Mangez calmement à table, en vous ménageant des pauses pendant lesquelles vous pouvez parler. Mais ne faites pas les deux à la fois !
- Méfiez-vous de la plupart des boissons, qui renferment de nombreux composants indigestes : des additifs (cidre, bière, sirop, soda), des tanins (vin, café, thé), de l'alcool, des graisses (lait, cacao), des sucres (toutes les boissons industrielles, du jus de fruit aux sodas).
- Les produits allégés (surtout les boissons et les sucreries) sont hélas réputés pour ce qui est de « fournir de l'air ».

5. Non aux faux sucres ! (et aux vrais aussi, d'ailleurs)

Voilà longtemps que nous savons que les faux sucres sont inutiles pour perdre du poids. Mais ils deviennent carrément malvenus pour les candidats au ventre plat !

Les « faux sucres » sont très souvent indigestes. Un seul pauvre chewing-gum dit « sans sucre » peut vous ballonner pendant des heures. Bel exploit ! Les sodas light et autres yaourts « sucrés au faux sucre » ne valent guère mieux.

Bien sûr, le « vrai » sucre est plus calorique, mais au moins est-il aussi plus digeste. Cependant, il peut fermenter, ce qui n'est pas idéal. Et l'un comme l'autre, faux comme vrai, décuplant l'appétit, le mieux est de tirer un trait sur ces faux frères.

QUELS SONT LES SUCRES À ÉVITER ?

Tous. Allez, soyons bons princes : il faut simplement limiter les sucres « normaux », tandis que les « faux » sont à éviter, vraiment.

- Les polyols, sorbitol, saccharine et aspartam ne présentent aucun intérêt mais… divers inconvénients.
- Ne cherchez pas systématiquement à « remplacer » un sucre par un autre. Rien ne vous empêche de déguster un yaourt sans sucre, le thé est bien meilleur nature, les fruits aussi ! C'est une question d'habitude.
- Les sodas, light ou pas, sont des plaies de l'organisme. Laissez-les où ils se trouvent : dans les rayons du supermarché. Qu'ils y moisissent plutôt que dans votre estomac.

6. Un yaourt nature, sans sucre, au bifidus s'il vous plaît

Autant vous devriez vous méfier du lait et des produits laitiers (surtout le café au lait du matin), pas toujours très digestes, autant le yaourt possède un statut à part. Cet aliment, particulier parce que fermenté, a été prédigéré par les bactéries. Autant de travail en moins pour vous !

Si en plus, vous choisissez un yaourt au bifidus, c'est encore mieux que les « classiques », car ces souches de bactéries sont bénéfiques à la flore intestinale. Pour la faire courte, disons qu'en terminant par un yaourt, vous digérerez mieux l'ensemble de votre repas. Bonne nouvelle, non ?

IL Y A YAOURT ET YAOURTS

- Ne confondez pas « yaourts » et « flans », « fromages blancs » ou « crèmes dessert ». Un yaourt, c'est un yaourt. C'est très maigre (si on le choisit au lait demi-écrémé), pas du tout sucré (si on ne lui adjoint pas la moitié du sucrier ni une cuillère à soupe de sirop d'érable), et son petit goût frais et piquant change des « mixtures » grasses et sucrées désormais omniprésentes aux rayons « produits laitiers ».
- Ceux au « bifidus » ou à l'« acidophilus » sont les meilleurs choix pour vous.
- Bon plan : la sauce salade antiballonnement. Remplissez un petit mixer de fines herbes (aneth, basilic, ciboulette...), ajoutez du yaourt (juste de quoi lier), un peu de sel de Guérande et de poivre, et mixez. Délicieux, léger et pour le confort digestif, vous nous en direz des nouvelles.

7. Cessez de fumer !

D'accord, le tabac n'est pas un aliment. Mais ! Mais... D'une part il perturbe profondément les habitudes alimentaires et la gestion des nutriments par le corps (par exemple, chaque cigarette grille 25 mg de vitamine C, et vous verrez p. 82 à quel point c'est dommage, surtout dans votre cas), mais en outre, il compromet dangereusement la digestion. Et fait gonfler. En fait, le tabac est un grand ennemi méconnu du ventre plat. Les deux raisons majeures :

- il perturbe la sécrétion des enzymes digestives, portes ouvertes aux fermentations sauvages ;
- il libère du sucre jusque-là sagement cantonné au foie, générant fatigue et hypoglycémies... donc fringales. Résultat : on se jette sur le premier biscuit qui traîne. Un vrai cercle vicieux.

LE TABAC NE PASSERA PLUS PAR MOI

- Lorsqu'on cherche à retrouver un ventre plat, c'est pour se sentir mieux et plus belle (beau). Objectif louable et à portée de main (et d'abdos), mais impossible à atteindre si l'on fume. Dire non au tabac est donc le tout premier geste beauté, qui préserve la peau, la ligne, la forme, le ventre comme vous aimez…
- Le tabac oriente sa victime vers les plats gras et les douceurs. En se libérant de sa dépendance, vous allez aussi alléger votre assiette.
- À jeun, le tabac irrite violemment le système digestif. Après manger, il empêche de digérer.

8. C'est ma tasse de thé…

Le thé est la boisson de l'aspirant au ventre plat. De ses douces feuilles, il stimule la digestion, accélère la combustion des calories (grâce à sa théine), facilite l'élimination et s'oppose à la constipation : 4 points indubitablement positifs pour ce que vous savez. Sans compter qu'il protège la santé, prévient le vieillissement accéléré, améliore notre « thermostat interne » (on a plus chaud en hiver, plus frais en été), détend… Que demande le peuple ?

TEA TIME

- Tous les thés sont bons à boire. Mais comme d'habitude, meilleure est la qualité, mieux ça vaut (les thés « haut de gamme » renferment plus de principes actifs bénéfiques que les autres).
- Le thé vert est particulièrement recommandé pour l'élimination et le ventre plat.
- Évidemment, c'est sans lait, sans sucre, sans faux sucre, sans miel… Nature, quoi.
- 3 tasses par jour, c'est parfait. Tout votre organisme vous dit merci !

9. Les enzymes gloutonnes

Pour digérer correctement, nous avons besoin d'une batterie d'enzymes. Ce sont des sortes de petits ciseaux qui découpent nos aliments en particules. Elles sont présentes à la fois en nous, et dans les aliments frais et « nature ». Or les enzymes sont fragiles et nous les malmenons trop souvent. Quels sont les principaux facteurs d'entrave au travail enzymatique ?

- Un abus de régimes (les enzymes sont débordées).
- Les aliments traités (plats industriels, etc.) : les enzymes n'y sont plus qu'un souvenir.
- Les aliments cuits : la cuisson, même douce, les anéantit. C'est pourquoi il est nécessaire de commencer chaque repas par des crudités, et de manger des fruits crus dans la journée.
- Mâcher insuffisamment.
- Un estomac pas assez acide (fréquent, surtout après 60 ans).
- Une inflammation du pancréas (pancréatite), dont l'origine est auto-immune ou due à une absorption excessive d'alcool.
- Une intolérance alimentaire (surtout au lait, très répandue bien que mal connue du grand public).

AIDEZ VOS ENZYMES !

- Mâ-chez. Plus vous déchiquetez les aliments en petits morceaux, moins l'estomac aura besoin de travailler. C'est tout bénéfice pour tout le monde. Si la mastication est insuffisante, l'estomac va devoir fournir un travail de titan ! On se sent « lourd », la digestion est plus longue. Bonjour ballonnements, acidités gastriques et brûlures d'estomac !
- Mâ-chez (bis). Dans la salive, il y a des enzymes, qui commencent la digestion des sucres lents.

- Mâ-chez (ter). Plus on mâche, plus vite on est rassasié et donc, moins on mange. Ca vaut triplement le coup !
- Interdisez-vous les gros repas : panique enzymatique à bord.
- Évitez les aliments trop froids ou trop chauds.
- Achetez en pharmacie des petits comprimés d'enzymes. Magiques en cas de digestion lente.

10. Allez au charbon...

Si on ne mâche plus le charbon, qui faisait la langue et les lèvres noires, il reste toujours parmi les meilleurs plans au hit-parade des aides antigaz ! Sauf qu'on l'avale maintenant sous forme de capsules ou de gélules. Dès son arrivée dans la place, il capte les fermentations diverses et coupe toute velléité de ballonnement dans son élan. Extraordinairement efficace, il n'a jamais été remplacé par aucun équivalent chimique ; pas un médicament ne lui ressemble, il est unique ! Pensez surtout à lui si vous fumez ou avez tendance à avaler des « cochonneries » (ce qui est évidemment très, très mal).

CHARBON, MODE D'EMPLOI

- Véritable éponge à gaz, le charbon améliore tous les inconforts digestifs de façon spectaculaire.
- Il est si actif qu'il peut absorber aussi bien les gaz, que certains toxiques, et toute autre substance... Si bien qu'il est fortement déconseillé de le prendre en même temps que des médicaments, sinon ces derniers ne seront plus du tout efficaces !
- Le charbon est parfait sur de petites périodes, ou ponctuellement. Mais sur le long terme, il n'apprend pas à mieux manger ! Il ne faut pas continuer à s'alimenter n'importe comment et compter sur le charbon, ça n'a pas de sens !
- On trouve le charbon en pharmacie.

… ou ayez les pieds d'argile !

Même principe que le charbon, l'argile une fois avalée attire à elle les gaz et fermentations diverses. Une petite cure d'argile panse les douleurs digestives, améliore incontestablement l'état de la peau et le teint, bref : nettoie en profondeur. Elle assainit, régénère, cicatrise inlassablement. Pensez surtout à elle si vous souffrez de douleurs digestives type colite, spasmes…

UNE CURE D'ARGILE

- On peut prendre des gélules ou de l'eau d'argile ponctuellement, mais contrairement au charbon, une cure de plusieurs semaines peut être recommandée.
- Il est toujours impératif de boire beaucoup d'eau lorsqu'on avale de l'argile.
- Mieux vaut commencer par des doses légères, et augmenter progressivement en cas de besoin.
- Pensez à la prendre « à distance » d'un éventuel traitement, pour les mêmes raisons que celles évoquées au sujet du charbon.
- On trouve l'argile en pharmacie.

Troisième semaine
ON TRANSPIRE

Nous y voilà, et ça ne rigole plus. S'il y a bien un moment où vous pourriez craquer, un moment où la motivation risque de chuter, c'est maintenant. Soyez donc vigilante et ne vous accordez pas cette assiette de frites, pas plus qu'une semaine de repos. Listez tout ce qui vous stimule (les vacances qui approchent, le pantalon dans lequel vous voulez rentrer, etc.) et accrochez-vous.

■ UN QUART D'HEURE POUR BOUGER

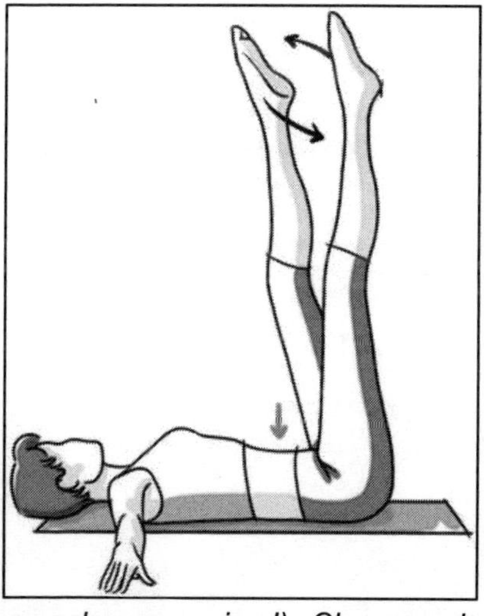

1 – Allongée sur le dos, jambes à la verticale, posez vos bras en croix par terre. Faites 25 croisés assez rapides d'une jambe autour de l'autre qui reste immobile. Le ventre est toujours bien rentré et le dos colló au sol. Si l'exercice vous semble trop difficile, faites-le plus lentement (ça ne muscle pas moins !). Changez de jambe et accordez-vous 30 secondes de pause avant de passer à la deuxième série.

2 – Placez-vous en appui sur les avant-bras, la tête dans le prolongement du corps. Gardez la position 20 secondes au moins, et 40 secondes au mieux, en respirant tout à fait normalement. Reposez-vous 30 secondes et reprenez l'exercice deux fois. Ne laissez pas le dos se creuser, rentrez bien le ventre et serrez les fesses. Si c'est trop difficile, mieux vaut rester moins longtemps, quitte à y revenir plus souvent.

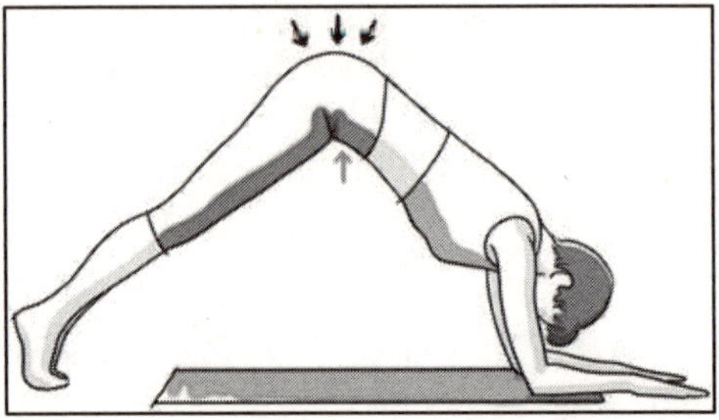

3 – Allongée sur le dos, mains derrière la nuque, faites des ciseaux. Ce sont des petits battements où les jambes tendues se croisent et se décroisent, verticalement ou horizontalement. Là encore, plus les jambes sont basses, plus on travaille. Mais attention à ne pas creuser le dos, ce qui pourrait provoquer des douleurs dorsales : gardez le ventre bien rentré. Commencez donc à la verticale, et tant que le ventre reste bien serré, c'est que vous pouvez descendre les jambes. Si vous sentez que le dos se décolle du sol, remontez légèrement les jambes. 30 battements pour 3 séries.

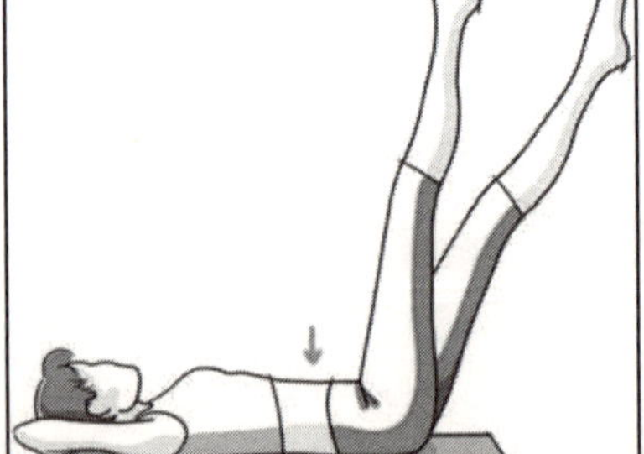

4 – Assise à l'équilibre fessier, les bras sont tendus devant, les jambes pliées et les pieds décollés du sol. Inclinez doucement le buste vers l'arrière tout en tendant légèrement les jambes et revenez à la position initiale. Inutile de tendre complètement les jambes si vous relâchez le ventre et donc le dos. Mieux vaut faire petit et bien. Si c'est trop facile, vous pouvez aussi plier les bras pendant la contraction. Faites l'exercice 20 fois et recommencez 2 fois après une minute de récupération.

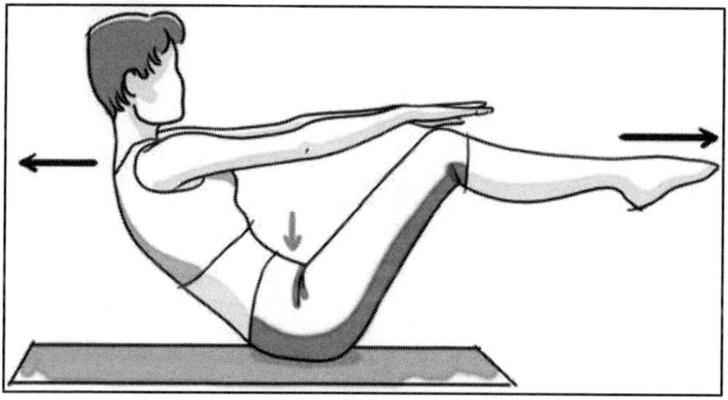

5 – Allongée sur le dos, les jambes fléchies à la verticale, placez vos bras de chaque côté du corps. La tête est posée au sol, et comme vous en avez pris l'habitude, le ventre est serré de façon à ce que vos lombaires soient en contact avec le sol. Sur l'expiration, élevez votre bassin en gardant les jambes pliées (c'est une petite élévation, pas une chandelle !). Si c'est trop difficile, vous pouvez vous aider en vous tenant aux pieds d'un meuble. Cet exercice se réalise lentement : faites trois séries de 15 élévations avec 30 secondes de récupération entre chaque.

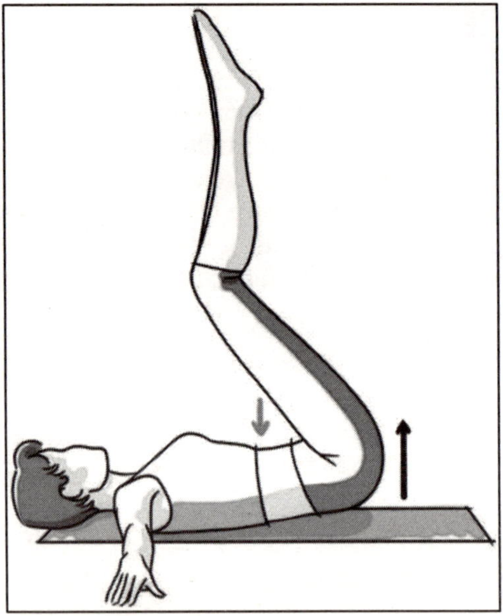

L'ÉTIREMENT DE LA SEMAINE

Debout, placez chaque main sur le coude opposé : les bras sont pliés. Inspirez en montant les bras au-dessus de la tête et en redressant le haut du dos. Sur l'expiration, inclinez légèrement le buste sur le côté. Respirez normalement et maintenez la position 10 secondes sans forcer.
Sur l'inspiration, revenez en position droite. Relâchez les coudes, laissez tomber les bras et penchez la tête vers l'avant. Recommencez de l'autre côté.

ILS RACONTENT

Chantal :
« La troisième semaine, j'ai très nettement ressenti un effet « flemme ». Heureusement, on avait décidé de faire ça à deux, avec mon mari, et je reconnais qu'il était plus motivé que moi (son ventre aussi…). Heureusement parce que toute seule, j'aurais peut-être laissé tombé, alors que là, je ne pouvais pas baisser les bras... et perdre la face alors que c'est moi qui avais tant insisté pour qu'on le fasse ensemble. »

Danièle :
« J'ai choisi une heure bien précise et je m'y tiens. C'est 18h30 point. À 18h30 donc, quoi qu'il arrive, je coupe le téléphone, les conversations, les activités, tout, je m'isole et je fais mes abdos. Sinon, ce n'est pas possible, il y a toujours quelque chose qui me bloque. Le plus difficile pour moi, ce n'est pas de faire les abdos mais de trouver le moment… »

C'EST LE MÉTIER QUI RENTRE

C'est sûr qu'il y a des jours où l'on est moins en forme que d'autres. Ce qui ne signifie pas renoncer à son objectif. Allez-y simplement plus tranquillement. Voyez le côté positif et pensez aux moments de récupération si ce quart d'heure vous paraît insurmontable. 30 secondes de récup par-ci par-là, et au final, ce n'est plus 15 minutes d'abdos, mais 11 minutes. Psychologiquement, c'est important.

■ SPORT AUX MILLE ET UNE VERTUS

Si votre unique activité physique depuis des années, c'est le tricot, une visite médicale s'impose : elle permet de faire le point avec un spécialiste, de comprendre où sont les points faibles et comment reprendre le sport sans risque. Privilégiez au départ les activités « tranquilles », c'est-à-dire par exemple, pas le squash (redoutable pour le cœur). La marche, l'aquagym, ou le vélo sont d'excellents choix pour une reprise tout en douceur. Après cette remise en route de quelques semaines, vous serez tout disposé à pratiquer la discipline qui vous tient à cœur et à corps.

QUI VA PIANO VA SANO

C'est la marche qui l'emporte. Elle est bénéfique pour absolument tout le monde, quels que soient l'âge et surtout le niveau de sédentarité. Elle se pratique n'importe où, avec très peu d'équipement, pourvu que vous disposiez d'une bonne paire de chaussures. La règle d'or pour retrouver, garder ou avoir la forme : tous les jours au moins une demi-heure. Quel est le rapport entre la marche et un ventre plat ? D'abord, la marche fait respirer et les abdominaux interviennent dans la respiration. Ensuite, l'ensemble du corps bénéficie de ce moment de plaisir et se tonifie car la marche…

- maintient la souplesse articulaire,
- entraîne le système respiratoire et cardio-vasculaire,
- améliore la circulation sanguine,
- abaisse la pression artérielle et le taux de cholestérol,
- réduit les risques d'ostéoporose, le stress,
- et surtout procure bien-être et détente. Le pied.

Le meilleur moyen de quantifier vos efforts en marchant reste encore d'investir dans un podomètre. De la taille d'une boîte d'allumette, ce petit appareil que l'on fixe à sa ceinture compte les pas. On part du principe que 10 000 pas équivalent à une heure de marche ; et que ce serait un bon rythme quotidien. Utilisez-le plusieurs jours de suite pour estimer votre distance parcourue et vous verrez vite à quel point on ne marche pas assez ! Il ne vous reste donc plus qu'à améliorer votre score.
Puisque, désormais, vous visez les 10 000 pas chaque jour, ayez aussi une pensée pour vos pieds. Parce que vous n'allez pas marcher en escarpins pointus à talons, au risque de malmener vos petits orteils (les gros aussi) et votre voûte plantaire. Choisissez des semelles qui respectent la morphologie du pied, le protègent des chocs et qui accrochent ! La tige en cuir doit être haute, mi-souple, mi-rigide pour suivre les mouvements du pied ; le laçage montant pour soutenir la cheville. En ville, vous pouvez opter pour des baskets, alors qu'elles sont inadaptées pour les longues marches à l'esprit « randonnée » sur des terrains parfois escarpés et surtout glissants.

COMME UN POISSON

Sortez vos palmes, planches, boudins et autres frites, l'aquagym ne marque que des bons points. Inutile de savoir nager pour profiter de ses vertus puisque l'on reste là où on a pied, ou au bord du bassin. Grosso modo, c'est un cours de gym mais dans l'eau, ce qui rend les choses plus faciles (du moins dans un premier temps). Sans l'apesanteur, le corps devient plus léger, plus souple ; les articulations ne sont plus sous pression, la circulation sanguine est relancée, le tonus musculaire et respiratoire augmente. Pendant les exercices, on est obligé de lutter en résistance contre la pression de l'eau. Et c'est là tout l'intérêt. Le double effet « Aquagym », c'est l'activité physique + le massage en simultané. Plus les gestes sont rapides, et donc la pression de l'eau forte, plus le massage est profond. Le tout contribue aussi à lutter contre la cellulite et c'est un excellent outil ventre plat. Chacun est libre de choisir la force de ses mouvements, selon ses capacités. Trois séances par semaine, trois mois et le résultat est là : on se sent plus tonique et la silhouette est remodelée visiblement. Filez donc vous inscrire.

Mode d'emploi : si vous allez à la piscine toute seule, hors cours, voici 3 exercices pour votre petit ventre.

• Le dos collé au bord du bassin, tenez-vous avec les bras sur les côtés. Placez les jambes à l'équerre et faites des battements. Pensez à varier la vitesse et l'amplitude des mouvements. Gardez le dos collé au mur.

• Dans la même position que précédemment, groupez les jambes et faites des torsions de la taille pour amener le genou vers l'épaule opposée.

• Allongez-vous sur le côté en vous tenant au bord et effectuez des battements de jambes. Le corps reste le plus possible à l'horizontale.

DEVENEZ UN PRO DE LA CORDE À SAUTER

Dans votre souvenir évidemment : la cour de l'école. Aujourd'hui, on en est loin, son usage est réservé aux pros. La corde à sauter pourrait être un sport de compétition tellement elle demande un effort soutenu. La belle muscle bras, jambes et abdominaux, elle améliore la motricité et stimule les systèmes cardiaque et sanguin. Là, on n'est pas dans le camp des paresseux : commencez par ne sauter « que » 30 secondes et voyez où vous en êtes au niveau cardiaque. Inutile d'aller plus loin si votre cœur bat la chamade, mais déjà 30 secondes par jour ne vous feront que du bien. Ensuite, il ne tient qu'à vous de varier les sauts, les rythmes, le temps d'entraînement.

Quatre conseils :

- Portez des chaussures qui amortissent bien pour protéger vos articulations des chocs.
- Sautez sur une surface souple (terre, herbe, parquet, lino), pas sur du béton.
- Ni trop longue ni trop courte : choisissez sa taille en fonction de la vôtre. Elle doit frôler le sol lorsque vous êtes debout, les coudes collés au corps, les avant-bras à angle droit.
- Pensez à vous ménager des temps de récupération, exactement comme quand vous faites vos séries d'abdominaux.

Mode d'emploi : Commencez par sauter les deux pieds joints (en pliant les genoux à la réception bien sûr !) pendant 30 secondes. Ensuite, alternez pied droit et pied gauche, toujours pendant 30 secondes. Vous pouvez encore faire une série en montant les genoux devant, et une autre en envoyant les talons aux fesses. Bon courage !

C'EST BON POUR LE MORAL !

Quand on fait du sport, et donc des efforts, le corps sécrète des endorphines, « les hormones du plaisir », de la famille de la morphine. Vous vous sentez mieux, plus à l'aise dans votre peau. Continuez et bientôt vous serez accro, vous ne pourrez plus vous passer de ces substances du bonheur, ni des heures d'entraînement ! Pas de doute, ce sont ces mêmes endorphines qui manquent tant aux personnes déprimées… Vingt minutes d'une activité physique aident donc à se débarrasser d'une angoisse et à retrouver le moral. Le sport combat aussi l'insomnie en réduisant le stress.

Attention : si l'activité est pratiquée trop tard dans la journée, l'endormissement est différé et la qualité du sommeil altérée par les hormones sécrétées pendant l'effort car l'organisme met plusieurs heures à les éliminer. Arrêtez le sport au moins deux heures avant le moment du coucher, vous dormirez mieux et plus régulièrement.

7 BONNES RAISONS D'ÊTRE SPORTIF

- Le sport stimule la croissance des neurones. Il rend peut-être intelligent, qui sait ?
- Il fait baisser la tension artérielle et le cholestérol.
- Il aide à lutter contre l'ostéoporose.
- Il protège du cancer.
- Il favorise la libido.
- Il rend la peau plus belle grâce à la relance de la circulation sanguine.
- Il facilite le sevrage tabagique et empêche de prendre du poids.

■ C'EST L'HEURE DE MANGER !

MAÎTRISER LES ALLÉGÉS EN 10 POINTS

Vous avez envie de succomber à la déferlante des produits allégés, touchée par les innombrables ruses des fabricants pour vous inciter à « manger light ». Mais ouvrez l'œil avant la bouche…

1. Ne croyez pas qu'un produit allégé, c'est (forcément) un produit léger

C'est parfois vrai, parfois pas. D'ailleurs, allégé en quoi ? Méfiance. Un plat cuisiné « allégé en graisses » peut très bien fournir une belle ration de glucides (sucres), ce qui aura pour conséquence de vous « creuser » quelques heures plus tard. En outre, vous stockerez plus facilement les calories du dit plat, pour tout un tas de raisons métaboliques. Donc, mauvais plan.

Autre exemple attristant, un chocolat « allégé en sucre »… est plus gras qu'un chocolat « normal », donc plus calorique ! Mieux vaut en rire qu'en pleurer, non ?

En revanche, on peut trouver quelques « bons plans » parmi les produits laitiers (« allégés » naturellement depuis les années 1960, tout simplement en ôtant une partie de la crème du lait) ou parmi les confitures (les « allégées » renfermant en effet moins de sucre que les autres).

2. Ouvrez un compte épargne…

Un produit allégé est plus cher que son équivalent « classique ». En valeur absolue, d'abord : l'eau Taillefine à 0% (il fallait oser !) coûte plus cher qu'une eau minérale classique (même aromatisée). Un camembert allégé vaut 20% de plus que son homologue traditionnel, etc.

En valeur relative ensuite. Lorsque les plats « allégés » le sont surtout en protéines - deux ou trois bouts de viande se battent en duel au milieu de quelques légumes tristes et d'additifs – ou que la vinaigrette allongée d'eau contient 25 à 50% d'huile, contre 75% pour une sauce classique, on paie un prix exorbitant pour de l'eau, ou des additifs pas forcément bénéfiques pour la santé. Et en plus il a été montré à maintes reprises que le corps avait tendance à crier famine très rapidement après de tels repas !

3. Ôtez-vous du crâne que les allégés « font maigrir »

D'abord, aucun aliment ne « fait maigrir », pas plus les allégés que les autres. Certaines études concluent même que les « lights », avec leur bonne bouille déculpabilisante (« c'est allégé, donc je peux en manger deux fois plus » ou « mon yaourt était 0% donc à moi l'éclair au café ») produisent carrément l'effet inverse. Mais dans l'ensemble, ils sont simplement inutiles. Les spécialistes ont rapproché depuis longtemps la courbe des ventes de produits allégés et celles des personnes en surpoids : les deux croissent de façon exactement parallèle. Autrement dit : plus une nation mange d'allégés, plus elle grossit. Cherchez l'erreur. Si les lights ne font pas forcément « grossir » ils n'aident de toute évidence pas à maîtriser son poids.

4. Ne mélangez pas tout

« Léger », « light » et « allégé » ça ne veut pas dire la même chose. Les étiquettes affichant les mots **« léger »** ou **« light »** ne correspondent à rien de réel, ce ne sont que des arguments commerciaux. En général, ces produits sont moins sucrés ou moins gras que leur équivalent classique, mais souvenez-vous du professeur Tournesol, qui vantait les mérites d'une huile « légère, légère »… en tout point calorique comme les autres. Autre exemple : un dessert lacté à « seulement

5% de matières grasses » est à reposer d'urgence : le lait entier, déjà bien gras, n'en renferme que 3,5% ! Donc dans votre « dessert », vous avez aussi de la crème. Méfiance.
En revanche, un produit dit **« allégé »** doit répondre à certains critères, et mentionner le pourcentage d'allègement (par rapport à son équivalent classique) sur l'étiquette.

5. Ne confondez pas compote et chips allégées
Parfois l'allègement est appréciable et utile. Par exemple les compotes allégées sont nettement moins bourrées de sucre. (Mais pourquoi ne pas manger une pomme, meilleure à tous points de vue ? Quitte à la passer 10 minutes à la vapeur, ou quelques minutes en tranche à la poêle pour la faire fondre ? Sans un atome de sucre, elle sera excellente !)
Parfois c'est carrément l'arnaque. Les chips allégées, par exemple, n'apportent « que » 500 calories/100 g, alors que les « classiques » en renferment… 550.
Apprenez à LIRE !

6. Évitez les allégés boostés aux additifs
Sachant que le sucre et le gras sont les deux principaux vecteurs de goûts, les industriels doivent déployer des trésors d'ingéniosité pour les « remplacer » par des additifs divers et variés. Parfois, c'est surtout … de l'air – c'est la technique du foisonnement – notamment dans les mousses- mais nous avons aussi de la poudre, chimique qui donne l'impression du gras (vecteur de goût), une autre pour éviter que la glace ne fonde trop vite, une autre encore pour qu'elle se « tienne », du faux sucre (parfois indigeste)… ou encore du sel (fromages lights). Miam-miam !

7. Dédaignez les « faux sucres »

Les « sucrettes » ou les produits « sans sucre » (c'est-à-dire en réalité sans saccharose – donc renfermant des édulcorants, souvent caloriques !) entretiennent l'envie de sucré. Redécouvrir le goût du thé, du café ou du yaourt nature est bien plus intéressant que d'avoir recours à sa « sucrette ». Côté poids, les faux sucres ne servent à rien – regardez autour de vous ceux qui les utilisent, et concluez vous-même.

8. Ne dénigrez pas tous les allégés

Côté saveurs, les industriels ont fait d'immenses progrès. Les fromages allégés ressemblent moins à du plâtre, les glaces et les biscuits allégés sont parfois meilleurs que les « normaux » ! Même chose pour certains (rares) plats cuisinés très réussis. N'espérez pas tutoyer les sommets gustatifs, mais globalement, les « ténors » du marché, type Sveltesse, Weight Watchers, Carte d'or, Taillefine ou Rustique (Camembert) s'en sortent bien. D'autres produits restent désespérément fades, telle la mousse au chocolat, dont la version « allégée » ne l'est que de 17 calories par pot (par rapport à la version classique), ce qui est négligeable. Et elle est tellement moins bonne… Mieux vaut une bonne mousse qu'une mauvaise, ou bien carrément un fruit !

9. Mangez plus léger, mais moins d'allégés

Vos allégés, vous pouvez les « faire » vous-même. Ils seront meilleurs, moins chers et ils sont de toute façon obligatoire dans la course aux kilos perdus ! Les astuces toujours d'actualité…

- Couper sa vinaigrette avec de l'eau (c'est exactement ce que proposent les industriels dans leur vinaigrette allégée, soit dit en passant). Donc en gros, moitié moins d'huile, l'autre moitié étant… de l'eau.

- Manger « moins » d'une manière générale. Une recette de dessert proposée pour 4 convient souvent à 6 personnes. Si vous avez peur de « manquer », complétez ce petit (mais délicieux) dessert par des fruits frais.
- Substituer des aliments peu ou pas caloriques à leurs cousins qui pèsent « lourd » : un jaune en moins dans une omelette qui renferme plusieurs oeufs ; pas d'alcool dans les douceurs, mais des épices ou de l'eau de fleur d'oranger ; pas de crème Chantilly mais de la crème fraîche allégée fouettée ; pas de gras dans la pâte à crêpes mais... une poêle anti-adhésive pas trop chaude pour que ça n'attache pas.

10. Ne focalisez pas sur les calories

Bloquer sur les allégés, c'est partir du principe que 4 calories de moins ici et 6 calories de moins là changeront votre vie. C'est évidemment faux. Il est nettement plus utile de marcher plus, de se dépenser physiquement, de choisir les aliments naturellement rassasiants, que de rester plantée avec sa calculette devant l'étiquette de son « produit allégé ». Vous emploierez mieux votre argent à vous acheter un maillot de bain et des lunettes de piscine que du fromage blanc 0%, c'est absolument sûr.

Quatrième semaine
ON SE CHOUCHOUTE

Vous êtes toujours là ? Parfait. Normalement, le quart d'heure d'abdos quotidien doit maintenant commencer à rentrer dans votre planning sans même que vous ayez à y penser. Il devient aussi naturel que de se laver les dents. Votre ventre dégonfle progressivement, même si les « tablettes de chocolat » n'y sont pas… Au programme de la semaine, prenez soin de vous, de votre mental autant que de votre corps. Car on ne le dit pas assez souvent mais ce que vous faites à l'extérieur se voit aussi à l'intérieur et vice-versa.

■ UN QUART D'HEURE POUR BOUGER

1 - Posez vos jambes pliées sur un siège, le canapé ou sur le coin du lit : vos cuisses doivent être à peu près perpendiculaires au sol. Commencez par serrer le ventre et le périnée et décollez lentement la tête et les épaules du sol : 20 fois. Pensez à l'enroulement de la colonne vertébrale ; le dos ne doit pas se creuser. Pour les débutants, gardez les bras tendus en avant ; les autres peuvent mettre les mains derrière la nuque. Accordez-vous 30 secondes de récupération et reprenez une deuxième série.

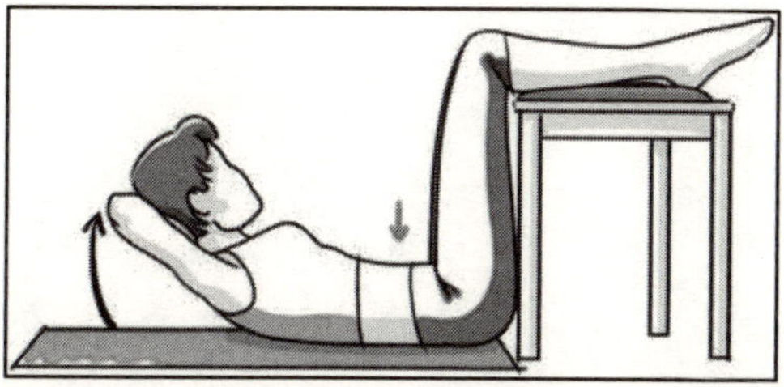

2 – Allongée sur le côté, en appui sur l'avant-bras, l'autre bras posé devant vous. Décollez les fesses (serrées bien sûr !) du sol en rentrant bien le ventre et maintenez la position pendant 20 secondes. Le corps entier est gainé et vous respirez normalement. Si vous sentez que vous vous mettez à trembler, revenez à la position de départ, soufflez et recommencez moins longtemps : l'endurance viendra avec le temps. Ensuite, changez de côté et recommencez l'exercice 2 fois.

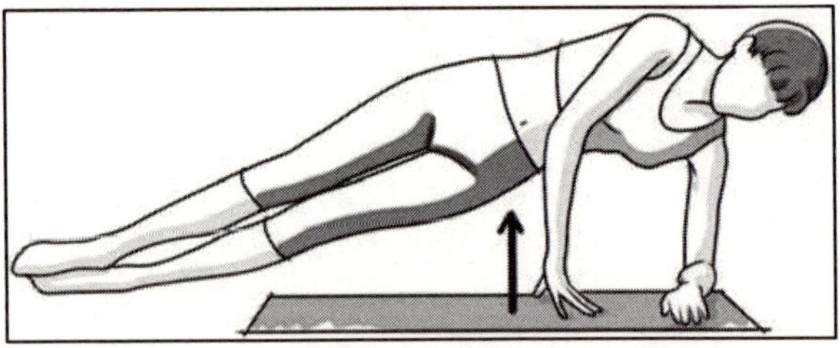

3 – Vous êtes allongée à plat dos, une jambe tendue, l'autre pliée, les mains derrière la nuque. Redressez simultanément le buste et la jambe tendue, 15 fois de chaque côté. Pensez à expirer pendant la contraction musculaire. Si cela vous semble très difficile, ne descendez pas votre jambe jusqu'en bas. Reprenez une deuxième série de chaque côté.

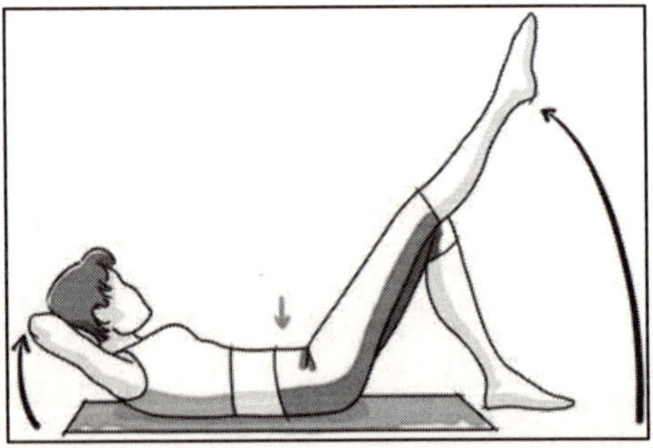

4 – Couchée à plat dos, jambes à la verticale, placez vos mains derrière votre nuque. Rentrez bien le ventre et décollez 15 fois la tête et les épaules du sol. N'allez pas trop vite (cela ne sert à rien). Efforcez-vous d'expirer pendant la contraction, et pensez toujours à rentrer le ventre (ça au contraire, ça sert énormément !). Faites une deuxième série après 30 secondes de récupération.

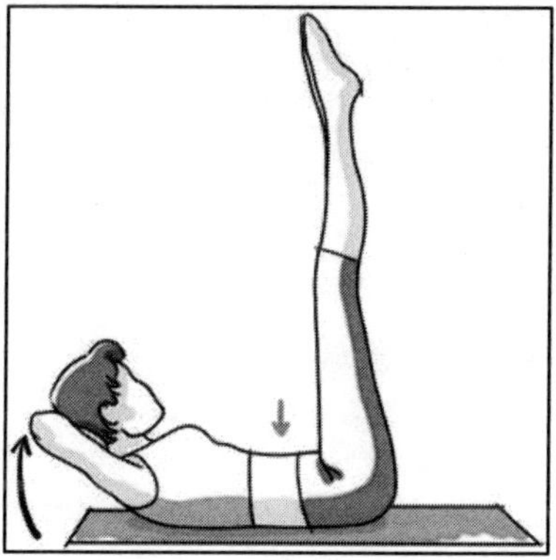

5 – Jambes pliées, pieds à plat au sol, les bras restent tendus le long du corps. Décollez les épaules et la tête pour venir toucher la cheville avec la main. Faites d'abord 15 fois d'un côté, puis 15 fois de l'autre. Si c'est trop facile, éloignez les pieds de vos fesses ; à vous de trouver la distance adéquate. Deux ou trois séries, en fonction de vos possibilités…

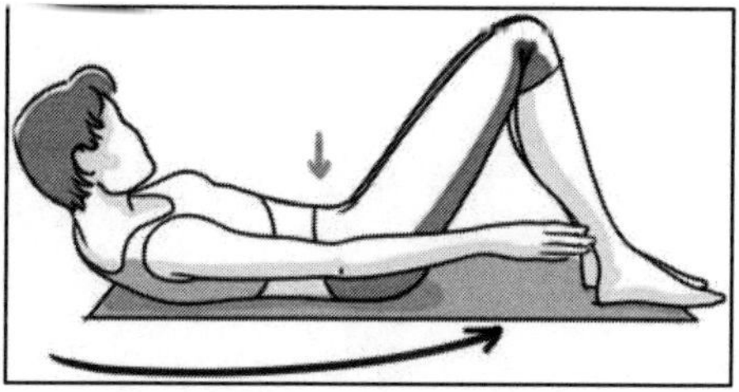

L'ÉTIREMENT DE LA SEMAINE

À quatre pattes, asseyez-vous sur vos talons, ou faites semblant en abaissant tout simplement les fesses, en étirant les bras loin devant. Le dos est relâché, et pour une fois, le reste du corps aussi. Ressentez l'étirement dans les épaules, le dos et le ventre. Restez dans la position 15 secondes en respirant profondément. Recommencez deux fois.

ILS RACONTENT…

Marine :

« Je commence enfin à voir la différence, c'est vraiment motivant. Je trouve que mon ventre a changé de forme : il n'est pas encore vraiment plat c'est sûr, mais il est moins gonflé. Du coup, faire mes abdos chaque jour, c'est presque une récompense tellement c'est encourageant. Et ça me donne bonne conscience ! »

Christine :

« Quand j'ai commencé ce programme, on ne peut pas dire que j'avais vraiment du ventre. Donc pour ce qui est de la masse grasse à éliminer, je n'étais pas trop concernée. Par contre, je n'avais pas fait de sport depuis 5 ans. Aujourd'hui, une chose est sûre, c'est que mon ventre est beaucoup plus tonique ! Quand je me regarde dans le miroir, je m'en rends bien compte. Et c'est vrai que j'ai pris l'habitude de le rentrer, même au travail quand je suis assise derrière mon bureau et que personne ne voit rien. Je crois que ça sert ! »

C'EST VOTRE CHOIX

Vous n'êtes pas obligée d'enchaîner les exercices dans l'ordre indiqué. Vous pouvez choisir de faire la première série de l'exercice 1, puis celle de l'exercice 3 et à nouveau l'exercice 1 (deuxième série). Ecoutez-vous et suivez votre intuition (et aussi celle de votre ventre !). Si ça tire trop en haut du ventre, passez à un exercice qui mobilise plus le bas du ventre : le reste, vous y reviendrez plus tard. Du moment que l'ensemble travaille pendant un quart d'heure…

■ SOINS DU CORPS, SOINS DE L'ESPRIT

Accordez-vous l'importance que vous méritez. Mettez-vous en valeur, prenez du temps pour vous, au moins 30 minutes chaque jour. C'est beaucoup et peu à la fois, et vous le valez bien ! Prélassez-vous dans un bain, massez vos pieds ou votre ventre, allez marcher une demi-heure au parc, écoutez les oiseaux chanter, cherchez des dessins dans les nuages, bref, détachez-vous de votre quotidien et de l'attention que vous portez à votre entourage. C'est tellement plus facile de le conseiller aux autres que de le faire pour soi, mais cette fois, c'est promis, vous allez agir. Dans la salle de bain, accordez-vous « l'Intégrale soin ». Commencez donc par…

L'ART DE LA DOUCHE

À la portée de tous : optez pour la douche fraîche (24 à 28°C), voire froide pour les courageuses qui ont grandi en Antarctique. À cette température, elle resserre les tissus, relance la circulation sanguine, améliore les échanges cellulaires et tonifie la peau. Autant en faire profiter l'ensemble du corps, dont les jambes qui apprécieront forcément ce véritable « coup de fouet ».

Mode d'emploi :
Réglez le jet sur une force « moyenne » et offrez-vous un massage à l'eau en le passant sur votre ventre, dans le sens des aiguilles d'une montre, pendant une minute. Si vous supportez bien, vous pouvez toujours baisser de quelques degrés.

LES BÉNÉFICES DE LA FRICTION

Une fois ou deux par semaine, vous pouvez aussi vous frictionner le ventre avec une serviette de toilette, ou mieux un gant de loofa pour les expertes ; ce gant (noir) originaire du Maroc est nettement moins corrosif qu'un gant de crin et offre le gommage en prime. On l'utilise sous la douche et les cellules mortes partent en « rouleaux » peu appétissants. Effets peau neuve et anticellulite garantis.

L'ATOUT AUTOMASSAGE

Quand vous voulez : tous les jours ou presque, après la gym, après la douche, au moment d'aller vous coucher, ou même les trois, le massage du ventre est très bénéfique. Il aide le système digestif à accélérer le travail, évitant ainsi d'éventuelles fermentations et permet bien sûr de se détendre. Ce massage lutte contre les ballonnements, la constipation et relance la circulation. La peau est assouplie, tonifiée, bref, contente.

Mode d'emploi :
Posez votre main bien à plat sur votre ventre et massez-vous lentement, pas trop fort, pendant 3 à 5 minutes. Effleurez, pétrissez, effectuez de larges cercles dans le sens des aiguilles d'une montre, profitez. Trouvez un rythme régulier, avec une pression ni trop forte, ni trop légère. Respirez calmement. Les gargouillis, souvent nombreux, que l'on entend après quelques

minutes de massage sont la preuve des tensions qui s'apaisent.
Pour un massage plus « glissé », vous pouvez utiliser une huile végétale, enrichie de quelques gouttes d'huiles essentielles. Ces dernières pénètrent à travers la peau et se diffusent dans l'organisme, par les systèmes circulatoire, sanguin et lymphatique. En cas de cellulite, misez sur la lavande, le lemon grass, le cyprès, le citron, le pamplemousse ou encore le romarin. Mélangez 5 gouttes d'huile essentielle à 20 ml d'huile végétale (olive, amande douce) et le tour est joué. En plus, vos narines vont se régaler.

DRAINAGE LYMPHATIQUE :
UNE STIMULATION TROIS ÉTOILES

Cela ne se passe plus dans votre salle de bain, mais chez le kiné ou l'esthéticienne. Le praticien agit par pressions très légères combinées à des mouvements circulaires qui relancent la circulation de la lymphe. Tout le réseau lymphatique est ainsi stimulé en douceur et élimine les déchets en les envoyant vers la sortie. Idéal pour drainer les toxines, ce massage aide à lutter contre la cellulite et la rétention d'eau. Il contribue à la disparition des œdèmes, améliore les défenses immunitaires et détend celui qui en bénéficie.

L'ART DE RESPIRER

Vous pensez déjà le faire à longueur de journée ? Erreur : en réalité, nous sommes asphyxiés ! Nous respirons du bout du nez à peine, presque superficiellement. La quantité d'oxygène inhalé est largement inférieure à nos réelles capacités : résultat, des tensions dans la cage thoracique, un dos voûté, des côtes rigides et un ventre qui perd l'habitude de fonctionner.

Bref, tout le haut du corps, et même le cerveau, font les frais de ce « manque d'air ». Essayez donc de porter un peu d'attention à votre respiration et prenez l'habitude d'inspirer et d'expirer à fond pour profiter de tous ses bienfaits. Une respiration abdominale redonne de l'élasticité à l'abdomen.

L'expiration doit être aussi longue et profonde que possible ; elle permet de renouveler presque complètement l'air des poumons, de masser les organes de la digestion, facilite la détente et l'évacuation du stress. L'inspiration se fait alors plus naturellement.

Une respiration harmonieuse fait travailler le ventre, l'étire, l'allonge et au final, l'affine.

Mode d'emploi :

Allongez-vous sur le dos, les jambes pliées, les mains posées sur le ventre, les majeurs en contact l'un avec l'autre. Inspirez et sentez l'abdomen qui se gonfle ; les doigts ne se touchent plus. Expirez profondément, le ventre redescend, les doigts sont à nouveau en contact. Répétez 5 ou 6 fois de suite.

BOUGEZ, ÉLIMINEZ !

Les exercices d'abdominaux permettent d'améliorer le transit intestinal et donc réduisent les problèmes de constipation. Toujours pour lutter contre ce type de tracas :

- buvez un grand verre d'eau le matin à jeun,
- laissez fondre en bouche quelques pruneaux,
- grignotez 2 ou 3 figues sèches dans la journée.

■ C'EST L'HEURE DE MANGER !

Le PNNS (Programme national de nutrition et santé) s'évertue à nous faire avaler au moins 5 fruits et légumes par jour. Il y a une raison. Plusieurs, mêmes. Même si les instances officielles ne mettent pas l'accent sur ce point crucial, à nous de le faire : fruits et légumes = ventre plat. C'est clair ou il faut qu'on développe ? Bon, on développe.

LES 10 RAISONS POUR MANGER + DE FRUITS ET LÉGUMES

1. **Pendant ce temps là**, on ne mange pas autre chose…
   - de plus gras (frites, chips, pâtes au beurre…),
   - de plus sucré (desserts ou goûters lactés, gras et sucrés, pâtisseries…).

2. **Ils ne veulent que du bien à notre ventre,** dehors comme dedans. À deux conditions :
   - qu'ils soient frais (ou à la rigueur surgelés, quand on ne peut pas faire autrement),
   - qu'ils soient nature (tout simples, cuisinés vapeur ou à l'étouffée, ou encore en papillotes, avec un petit filet d'huile d'olive en fin de cuisson).

3. **Ils protègent notre santé**, aident à retrouver la ligne et à la garder. Les études sont unanimes et claires : les gros mangeurs de fruits et de légumes sont en meilleure santé et plus minces que les autres. Qu'on se le dise. C'est que leurs micronutriments (vitamines, minéraux...) participent au bon fonctionnement de l'organisme, et l'aident à se débarrasser de ses bourrelets disgracieux, mais aussi à mieux faire face au stress (donc à éviter de plonger dans les sacs de fraises Tagada).

4. Ce sont les champions des calories pleines... donc l'inverse des calories vides, haïes par les nutritionnistes... Qu'est-ce que ça veut dire ? Que sous un faible apport calorique, les végétaux déversent leurs hordes de vitamines, minéraux, fibres et autres composés minceur dans nos intestins ravis.

5. Ils sont très simples à préparer, surtout si on les cuit à la vapeur. Ça tombe bien : la vapeur fait partie des modes de cuisson les plus recommandés pour ce que vous avez.

6. Leurs fibres permettent d'être vite rassasié (elle ont un effet « ballast » dans l'estomac), donc de manger moins. Au passage, elles améliorent la digestion en assainissant la flore digestive, ce qui est très, très bien, surtout pour les personnes qui souffrent de gaz et de troubles du transit. Enfin, elles fournissent au corps des sucres lents, limitant le risque de fringale.

7. Ils apportent de « bons » sucres (même les fruits), correctement employés par le corps et propices à la vitalité.

8. Lorsqu'on est en surpoids et/ou stressé, on a besoin de plus **d'antioxydants** pour protéger sa santé en général, son cœur en particulier. Les fruits et légumes en sont de très bons vecteurs.

9. Ce sont des sources majeures de vitamine C (à condition de les consommer crus), et cette chère vitamine est un atout méconnu pour perdre du poids. Coupe-faim correct, elle augmente en outre les dépenses énergétiques du corps (= la combustion des calories), même au repos ! Par ailleurs, le stress pompe dans les réserves de vitamine C, donc ce point est encore plus vrai pour tous ceux qui vivent sur les nerfs.

10. Ce sont les champions de l'apport en potassium. Or ce dernier s'oppose au sodium, donc au sel, donc à la rétention d'eau. CQFD : plus on mange de végétaux (frais), moins on « gonfle ».

Cinquième semaine
ON SE FAIT BELLE

Musculation, respiration et récupération n'ont plus de secret pour vous. Le plus difficile, c'est de conserver intacte votre belle motivation. Souvenez-vous que grâce au sport que vous pratiquez, vous gagnez en estime de vous-même, vous vous sentez plus heureuse, plus forte, plus détendue, plus séduisante, bref, le monde vous appartient. Le sport, c'est bon pour le moral. Ça va mieux ? Alors, c'est parti pour 15 minutes…

■ UN QUART D'HEURE POUR BOUGER

1 - Mettez-vous à plat ventre, en appui sur les avant-bras et les demi-pointes. Le ventre est serré, le dos tenu (pas creux). Pliez les genoux en basculant le bassin à droite, puis à gauche, pas trop vite. Respirez bien de chaque côté. Faites 3 séries de 20. Si c'est trop difficile, n'en faites que 10, mais faites-les bien.

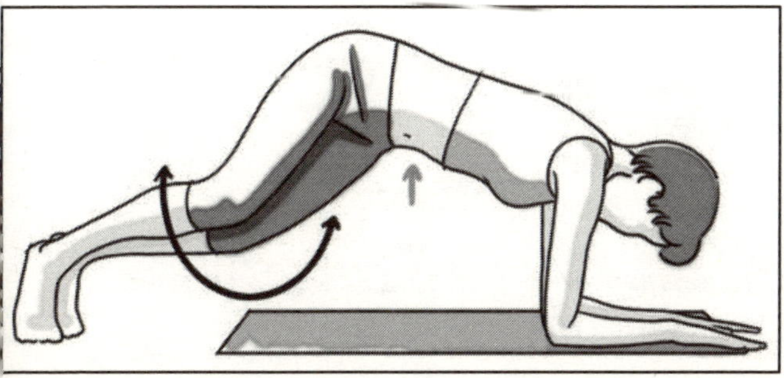

2 – Allongée à plat dos, les jambes sont pliées et les pieds à plat par terre. Rentrez bien le ventre de façon à ce que les lombaires soient en contact avec le sol. Décollez 20 fois les deux pieds du sol en expirant à chaque fois que vous les levez. Inutile de les soulever à 40 cm du sol, 5 cm suffisent. Vous reprendrez bien une deuxième série ? Si c'est trop difficile, alternez un pied après l'autre. Du moment que le dos ne quitte pas le sol, arrangez l'exercice à votre sauce.

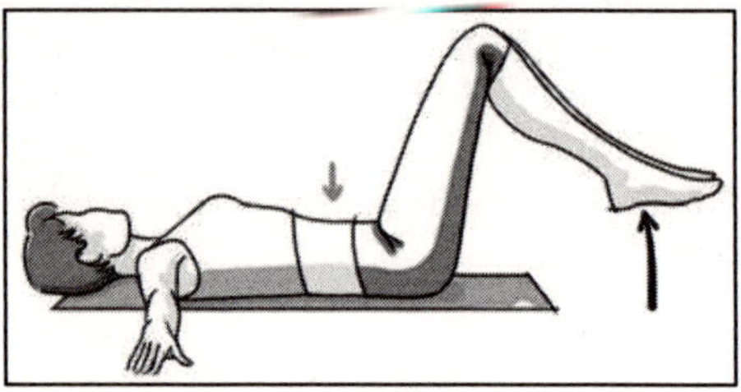

3 – Calez vos fesses contre un mur, les jambes à la verticale, le dos et la tête à plat au sol. Les bras sont posés sur les côtés. Amenez les jambes vers vous en expirant et en gardant bien le ventre rentré ; si c'est trop difficile, alternez une jambe après l'autre. L'amplitude de mouvement est assez réduite (sauf pour les personnes très souples) : c'est normal. Faites l'exercice 20 fois et recommencez une autre série.

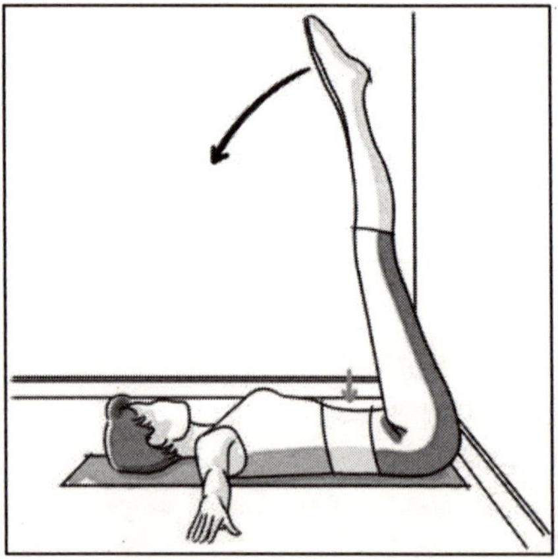

4 – Allongée sur le dos, jambes à la verticale, montez une fesse, puis l'autre, 20 ou 30 fois selon vos capacités. Mêmes précisions que d'habitude : le ventre reste très rentré, la nuque détendue, les bras sont posés au sol sur les côtés. Enchaînez 2 ou 3 séries selon vos possibilités.

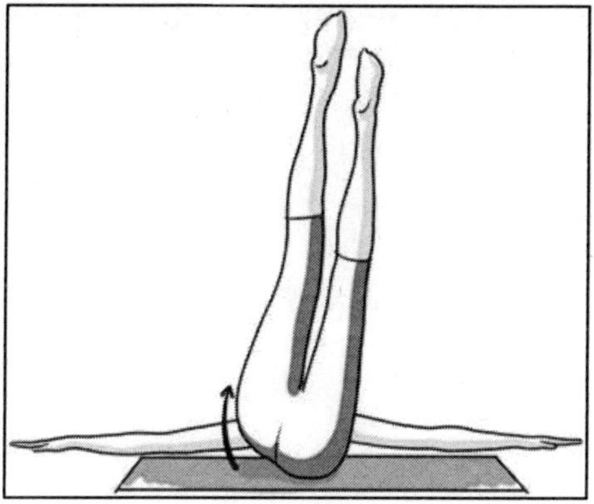

5 – Toujours sur le dos, les jambes sont serrées et tendues à la verticale, légèrement inclinées sur le côté, les bras en croix. Dessinez de petits cercles avec vos pieds ; décollez légèrement les fesses lorsque vous ramenez les jambes vers vous et pensez à expirer. Faites 15 cercles dans un sens, puis 15 dans l'autre. Ne décollez ni les épaules ni les lombaires du sol : sinon, c'est que vos cercles sont trop larges. Reprenez une deuxième série après 30 secondes de récupération.

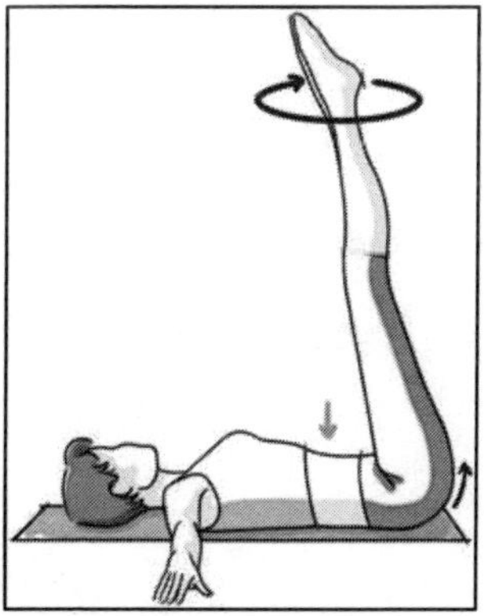

L'ÉTIREMENT DE LA SEMAINE

Pour vous étirer en douceur, à quatre pattes, simplement, relâchez le dos en le laissant se creuser légèrement et regardez devant vous. Dans cette position, sa courbure naturelle étire les abdominaux. Respirez normalement. Et profitez de ce moment de bien-être.

ILS RACONTENT...

Virginie :

« Je raconte comment j'ai arrêté les abdos ? Après 5 semaines d'efforts soutenus, j'ai décidé que j'en avais ras-le-bol des abdos tous les soirs. J'ai voulu faire d'abord un soir sur deux, et puis au fur et à mesure, ça s'est transformé en un soir par mois... Pour mon ventre, c'était retour à la case départ ; ça va très vite dans ce sens là ! Donc j'ai sévi et j'ai repris courageusement. Non seulement, au final je suis gagnante, mais en plus je le sais ! »

Franck :

« J'avais bien une petite couche de graisse sur le ventre qui m'énervait un peu. Ça empêchait mon corps d'être bien sec, dessiné. Je me suis calmé sur le gras et j'ai repris une activité endurante 2 fois par semaine ; mais sérieusement, avec 3 séances d'abdos chez moi en plus. Ce n'est pas du tout original, mais les résultats sont là. »

TOUT DÉTENDU

Pendant les exercices, ne vous crispez pas de partout ! Inutile de tirer dans la nuque ou d'avoir les poings serrés : c'est le ventre qui travaille, le reste du corps peut donc tout à fait être détendu. Sinon, vous vous rajoutez de la fatigue totalement inutile. Sauf évidemment si vous souhaitez vous muscler les poings, mais là, il existe d'autres exercices... Pour vous assurer de votre décontraction, quand les bras sont posés sur le côté, tournez la paume des mains vers le ciel, et laissez les doigts tout mous.

■ DES RONDEURS TRÈS FÉMININES

Les femmes sont les premières à se préoccuper de leur ventre et à le rêver plat et tonique, bien avant les hommes... Pourtant, les hormones ne les soutiennent pas vraiment dans cette lutte sans merci. Entre grossesses et ménopause, comment s'en sortir ? Comme tout le monde !

« JE VIENS D'AVOIR UN ENFANT »

Calmos. Même si vous voulez retrouver votre corps de déesse, pas question de reprendre les abdominaux dès la maternité. C'est même l'erreur fatale à ne pas commettre.

➔ À ne pas faire

- On vient de le dire ; des abdominaux classiques. Ils sont fortement déconseillés, voire prohibés, car ils risquent de distendre la paroi abdominale, de favoriser l'apparition d'incontinence (même des années plus tard), et pire, de provoquer un prolapsus (descente d'organes). Donc, abstinence.

- Un régime : tant que le retour de couche n'a pas lieu, le système hormonal s'oppose à la perte de poids. La lutte est vaine.

➔ ***À faire***

- Suivre absolument les cours de rééducation périnéale.
- Être indulgente avec vous-même pour une fois ! C'est le b.a.-ba post-grossesse.
- Pratiquer le « rentré de ventre » pour tonifier les muscles. Il entretient la musculature des abdominaux, lutte contre la constipation et accélère la récupération d'un ventre plat. Inspirez profondément, puis en expirant, rentrez le ventre au maximum et tenez entre 7 et 10 secondes. Relâchez et recommencez. C'est monotone certes, mais efficace.
- Contracter le périnée : cet ensemble de muscles a été soumis à de fortes tensions pendant l'accouchement. D'abord on apprend à le situer avec la sage-femme ou le kiné, et ensuite, on le renforce et on l'assouplit. Là encore, c'est un peu fastidieux, mais indispensable car avec un périnée souple, les problèmes urinaires sont moins fréquents.
- Une bonne balade chaque jour (au moins le temps du congé maternité). Comptez entre une demi-heure et une heure.
- Allaitez si c'est possible : l'allaitement permet justement à la maman de perdre les kilos localisés autour du bassin et des cuisses.

Après une césarienne, attendez au minimum 6 semaines et parlez avec votre médecin avant de reprendre l'exercice. Idem pour celles qui ont subi une épisiotomie : rien de rien avant une cicatrisation complète. Là encore, les conseils de votre sage-femme sont précieux.
En bref, prenez patience, comptez 6 mois pour retrou-

ver votre poids de départ et un an pour votre tour de taille. La nature est ainsi faite.

« LA MÉNOPAUSE ME GONFLE (LE VENTRE) »

Grossir au moment de la ménopause n'est pas une fatalité ; et d'ailleurs, seul un tiers des femmes prend du poids à cette période. En fait, et contrairement aux idées reçues, tout a commencé il y a déjà un bon nombre d'années : à partir de 20 ans, et cela ne va pas en s'arrangeant avec le temps, la masse grasse a remplacé progressivement la masse musculaire dans l'organisme. Au moment de la ménopause, la baisse du taux de progestérone entraîne rétention d'eau et augmentation de la vilaine cellulite. Ne vous lamentez pas, tout n'est pas perdu, loin de là : il faut fabriquer du muscle. Même parcours donc que les jeunettes : modifiez votre alimentation en douceur et faites du sport ; pratiqué 3 fois par semaine au moins et avec une intensité assez soutenue, il vient à bout de bien des bourrelets et vous redonne un moral à toute épreuve !

WEEK-END : LA PAUSE ?

Pas du tout ! Si vous commencez à vous accorder deux jours de relâche, ce sera trois la semaine prochaine, et autant dire que dans un mois, vous ne ferez plus rien. Il y a les jours où vous êtes fatiguée, le mardi où vous êtes invitée à dîner, le jour où le boulot vous a achevée, la fête de l'école, les vacances, autant de bonnes excuses pour ne rien faire. Non, c'est non. Un ventre plat, c'est (au moins au départ) une attention de chaque jour. Lorsque les bonnes habitudes alimentaires auront été prises et que de nets progrès auront été enregistrés, vous pourrez redescendre à 3 ou 4 séances d'abdos par semaine, mais pas avant.

UN COACH RIEN QUE POUR VOUS

Pour retrouver la forme et se défouler, pour être sûre de ne pas louper ce rendez-vous hebdomadaire, offrez-vous un coach. Il vient à domicile, pas pour admirer votre justaucorps rose ou votre sublime queue de cheval, non, il vient vous faire suer, dans le bon sens du terme, celui dont vous rêviez depuis que vous êtes devenue… sédentaire ! Il adapte l'activité à vos « zones molles » et ne vous fait que du bien. *« Même quand j'ai la flemme, pas question de décommander ma prof… Elle me corrige bien, m'encourage, impossible de faire semblant quand elle est dans les parages. J'avoue que si j'avais dû me déplacer pour aller au cours, je serais restée chez moi… »* : voilà le prix de la régularité ! Et comme une séance par semaine ne suffit pas, on l'a suffisamment répété, il ne tient qu'à vous de varier les plaisirs en allant marcher, nager, ou en prenant un deuxième cours, bref, en faisant ce qui vous plaît.

S'INSCRIRE DANS UN CLUB

Optez pour une discipline qui vous tente vraiment : l'avantage n°1 du club, c'est que l'activité peut être ludique. Si vous vous amusez, vous êtes sûre que vous serez assidue, alors que si vous vous ennuyez…Vous détestez le fitness ? Fuyez les salles de musculation ! Lancez-vous dans le trapèze, l'équitation ou le kayak : le plaisir d'abord ! *« Avec ma femme, on fait du badminton tous les samedis. Ça nous plaît bien et ce qui est agréable, c'est qu'on peut jouer entre nous quand on part en vacances ou en week-end, ou même le dimanche au parc. C'est chouette. »*

Quand vous avez trouvé la structure, commencez donc par demander si vous pouvez participer à un cours gratuitement. Histoire de voir comment ça se passe, si vous trouvez le prof et l'ambiance sympas, si le niveau du groupe vous convient. Seulement si vous êtes convaincue après cette étape, inscrivez-vous. Sinon, cherchez autre chose sans hésitation. Vous vous obstinez malgré un premier cours peu convaincant ? Vous laisserez tout tomber en décembre, quand il fait froid et que la nuit tombe vite. Parole de sportive.

TROUVER UN PARTENAIRE D'ENTRAÎNEMENT

Selon les personnalités, c'est parfois plus facile de faire les exercices à deux : en général, quand l'un flanche, le deuxième l'entraîne. Il ne faut pas rentrer dans le jeu du « je n'ai pas envie, moi non plus », sinon, plus rien ne se passe. Trouvez donc quelqu'un de motivé ! *« Je cours en forêt avec une copine une fois par semaine. Je sais qu'elle est plus sportive que moi ; du coup, ça m'entraîne. Quand j'ai la flemme, souvent je n'ose pas lui dire que je n'ai pas envie d'y aller ! Pire, si je trouve une excuse, elle y va toute seule ! Rien de tel pour me culpabiliser. Comme ça, la fois suivante, je suis sûre d'être au rendez-vous ! »*

Proposez à un(e) ami(e) qui pourrait bénéficier d'un « lifting » du ventre. Jouez la corde « à deux c'est mieux », plus que « toi aussi tu as trop de bourrelets au ventre ». Tout en finesse.

À POIDS ÉGAL...

Vous pouvez très bien mincir sans perdre de poids. Si vous pratiquez du sport de façon régulière et que vous surveillez votre alimentation, la masse graisseuse se convertit alors en masse musculaire, plus lourde que la première. La différence ne se reflète donc pas forcément sur la balance, mais en termes de tonicité, vous avez tout à y gagner. Et ça se voit.

■ C'EST L'HEURE DE MANGER !

10 CONSEILS AU BONHEUR DES DAMES

Il paraît que les hommes viennent de Mars et les femmes de Vénus : en tout cas, certains aliments conviennent particulièrement au vénusiennes pour ce qui est de retrouver son ventre plat, alors qu'ils seront absolument sans effet chez les martiens. Explications.

1. Ne pas nier l'évidence

Les hommes sont conçus pour avoir un ventre plat, tandis que les femmes sont plutôt censées pouvoir l'arrondir pendant 9 mois (et ce, plusieurs fois), si vous voyez de quoi on parle. En d'autres termes, il est plus facile pour un homme de fondre et d'arborer des abdos d'acier que pour leur compagne. La nature est ainsi faite qu'elle facilite en outre les réserves graisseuses. Tout ça pour dire que génétiquement, le corps des femmes renferme plus de graisse que celui des hommes, c'est comme ça. Inutile donc de chercher à obtenir un ventre idéal, plus plat que plat, qui n'est d'ailleurs pas féminin du tout… Côté assiette, cela signifie qu'il est inutile de s'acharner à traquer la goutte d'huile, de rage de n'avoir pas le ventre de vos rêves. C'est gé-né-tique.

2. Sortez !

Ne restez pas confinée chez vous sous prétexte que vous ne pourrez pas manger « ventre plat » et que vous craignez qu'en une seule soirée, tout le bénéfice de ce programme parte en fumée. Ça ne marche pas comme ça ! D'abord rien ne va partir en fumée (d'autant que vous avez arrêté la cigarette, depuis que vous savez que c'est un ennemi du ventre plat), et en plus il faut s'habituer à manger « dehors » sans risque.

Vous n'allez pas rester cloîtrée toute votre vie, si ? Donc apprenez à repérer les pièges, souvent grossiers, tendus au détour des invitations et des déjeuners de travail. Tous sont décryptés au fil des pages dans ce livre, lisez bien !

3. Arrêtez l'obsession

Si toute votre vie tourne autour de l'alimentation, que vous ne pouvez pas faire 10 mètres sans penser à manger, que vous planquez de quoi survivre un peu partout dans la maison, et que par ailleurs vous comptez scrupuleusement vos calories, que vous vous interdisez tel aliment (pour mieux pouvoir vous lâcher sur tel autre), que la simple vue des autres en train de manger vous révulse (ou vous excite), il y a un problème. Il faut tout mettre en œuvre pour rétablir un rapport normal, sain avec la nourriture, sinon vous n'arriverez à rien. Cela passe impérativement par comprendre pourquoi vous avez besoin de manger en permanence – ou d'y penser. Se jeter sur les coupe-faim n'a aucun sens. Faites-vous aider par un professionnel au besoin (psychologue, nutritionniste…).

4. Ne vous brusquez pas si vous venez d'avoir un bébé

La plus mauvaise idée est de vouloir retrouver son ventre « d'avant » en deux jours et demi après l'accouchement. C'est tout simplement impossible, le corps a besoin de temps pour défaire ce qu'il a fait, laissez-le lui, sinon bonjour les conséquences néfastes. Et côté assiette, surtout ne vous « privez pas », particulièrement si vous allaitez. De toute façon c'est inutile ; certaines de vos hormones s'opposent farouchement à toute perte de poids pendant quelque temps. D'ailleurs, si vous lisez ce livre, vous avez accouché depuis au moins deux mois, sinon nous vous conseillons vivement de le refermer en attendant : n'entamez pas vos exercices, on vous a déjà expliqué pourquoi. Vos abdos sont peut-être désolants, mais il faut patienter un peu. Reposez-vous : en position allongée, une hormone qui « fait gonfler » reste en veilleuse. Donc, qui dort dégonfle.

5. Changez votre fusil d'épaule si vous avez plus de 40 ans

Ça arrive à tout le monde, il n'y a pas de quoi dramatiser. En revanche, ne faites pas l'erreur de croire que votre organisme obéit aux mêmes lois qu'à l'âge de 20 ans. Au fil du temps, le corps est moins musclé (donc plus gras), on a tendance à accumuler de la graisse autour du ventre, et en tout cas dans le haut du corps (alors qu'avant, c'était peut-être plutôt autour des fesses et des cuisses). Encore et toujours pour des raisons hormonales…

En outre, si vous avez cumulé, additionné, multiplié les régimes, vous en constatez peut-être le désastreux résultat aujourd'hui : plus rien ne « marche ». Ne vous interdisez plus jamais les protéines, de grâce ! Terminé les régimes soupe ou salade. Promis ? Vous avez passé l'âge de faire n'importe quoi avec votre corps : maintenant, il ne vous pardonnera plus rien.

6. Optez pour des compléments alimentaires adaptés

- L'acide linoléique conjugué (ALC ou CLA selon les produits) active la combustion des cellules graisseuses tout en augmentant la masse musculaire.
- La caféine diminue la taille des cellules graisseuses et accroît les dépenses caloriques du corps au repos.

- Le calcium relance la combustion des graisses.
- Le magnésium est un « basique antikilos ».
- Le mélange calcium + magnésium + vitamine B6 + huile de bourrache (ou d'onagre) fait merveille en cas de fringales liées aux règles.
- Les isoflavones de soja, réservées au femmes ménopausées, aident à retrouver la ligne tout en traitant en douceur et naturellement les symptômes de la ménopause (attention : le traitement hormonal « classique » peut au contraire faire grossir !).

7. Abonnez-vous à l'eau minérale

L'eau minérale riche en calcium et en magnésium est une aubaine pour vous. Nous avons expliqué grossièrement au point précédent les avantages de ces deux minéraux, à vous de les avaler par goulées, au fil de la journée. Et tout ça pour zéro calories ! Plutôt que de boire « bêtement », profitez de votre eau pour préparer votre thé, vos soupes, vos tisanes…

8. Mangez le moins possible de sucres rapides

Appuyez à fond sur la pédale de frein en ce qui concerne le sucre. Les bonbons, douceurs, confitures, chocolat et autres desserts font grossir, surtout les femmes stressées, celles qui souffrent de syndrome prémenstruel, de dépression hivernale ou qui arrêtent de fumer. Le rapport entre tous ces critères, c'est une histoire de taux de sérotonine perturbé, autrement dit « méfiez-vous ! ».

9. Faites dépister une éventuelle carence en fer

Il est formellement déconseillé de prendre du fer si l'on n'en a pas besoin, donc n'achetez jamais de complément alimentaire qui en contient, même un peu, même (surtout) dans une formule généraliste. Mais peut-être faites-vous partie des femmes qui manquent de fer. Une seule façon de le savoir : une prise de sang pour un bilan ad hoc. Si vous êtes pâle, facilement essoufflée et fatiguée, que vous mangez peu de viande, peut-être est-ce le problème. Consultez svp. Car sachez que le manque de fer fatigue, et qu'on peut avoir tendance à manger pour compenser (le corps essaie de trouver ce qu'il cherche, mais il cherche mal : le fer ne se trouve PAS dans les paquets de bonbons et les tablettes de chocolat !). Mangez du boudin noir, c'est plus sûr que les épinards…

10. Faites ami-ami avec la nourriture

Problème typiquement féminin : le régime. Une Française sur deux y est, autrement dit, une femme sur deux a déclaré la guerre aux aliments. Ce qui est ridicule, quand on y pense. Ce n'est que grâce à eux que l'on reste en vie, essayez de vous en souvenir ! Donc, dans de nombreux cas, retrouver une jolie silhouette passe par manger mieux, voire plus, mais rarement moins. Tous les nutritionnistes vous le diront.

Sixième semaine
DERNIÈRE LIGNE DROITE

Pas faciles les exercices de cette semaine, c'est vrai. Si vous les faites correctement et pendant un quart d'heure, vous êtes championne d'abdos. Continuez à travailler, vous êtes sur la bonne voie. Gardez un œil sur votre dos et si vous sentez que vous ne respectez pas toutes les consignes (ventre rentré, périnée serré), n'hésitez pas à reprendre le programme d'une semaine précédente que vous maîtrisez mieux. Vous ne pourrez que constater vos progrès entre le lundi et le samedi. Et attaquer très bientôt ces séries plus coriaces.

■ UN QUART D'HEURE POUR BOUGER

1 – Les bras tendus vers le haut, vous êtes allongée par terre, les jambes pliées et les pieds à plat au sol. Décollez le haut du corps 15 fois en expirant pendant la contraction musculaire. Attention à ne pas creuser le dos. N'allez pas trop vite, cela ne sert à rien. Soufflez 30 secondes avant de reprendre une autre série.

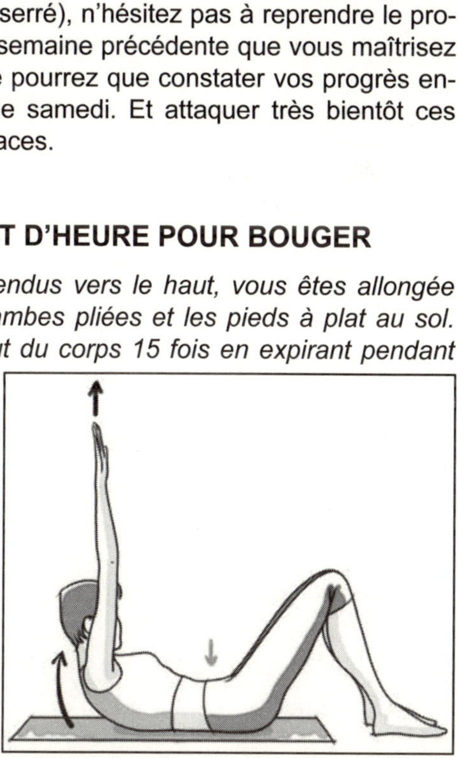

2 – Allongée sur le dos, les mains sous les fesses, décollez les pieds et le haut du corps. Tenez la position 10 secondes au moins (30 secondes au mieux) puis relâchez. Le ventre est bien serré et le dos presque rond. Oui, c'est très difficile. Si c'est trop, partez de la position assise et reculez simplement le haut du corps, en maintenant les jambes décollées. Au fur et à mesure, vous pourrez descendre plus bas. Recommencez 3 fois.

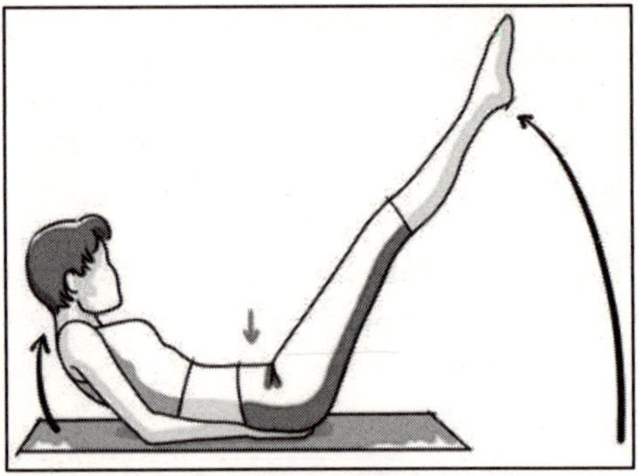

3 – Toujours sur le dos, les jambes tendues à la verticale, décollez doucement les fesses du sol et revenez à la position de départ en pensant à ralentir la descente. Pour les pros, les bras sont posés en croix au sol. Si les fesses semblent si lourdes qu'il est impossible de les décoller, tenez-vous sous un meuble, et essayez tout de même de ne pas trop vous servir de vos bras. Faites l'exercice 10 ou 15 fois en fonction de vos possibilités.

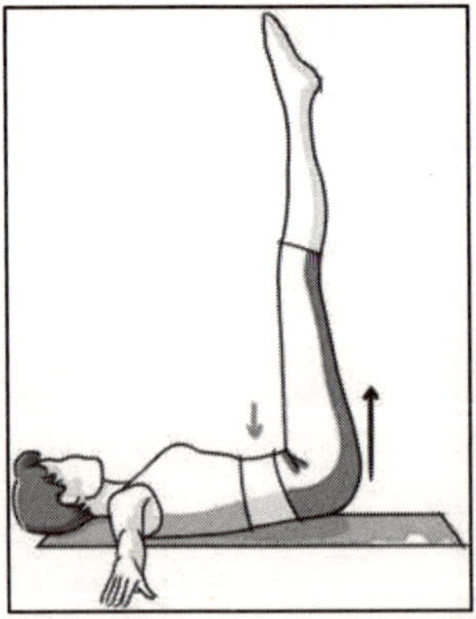

4 – Sur le dos, placez vos mains derrière la nuque. Décollez la tête et les épaules du sol, et, tout en fléchissant une jambe, venez toucher le genou avec le coude opposé. Alternez à chaque fois que vous vous redressez. Faites 3 séries de 20 fermetures en vous accordant une bonne pause respiratoire entre chaque.

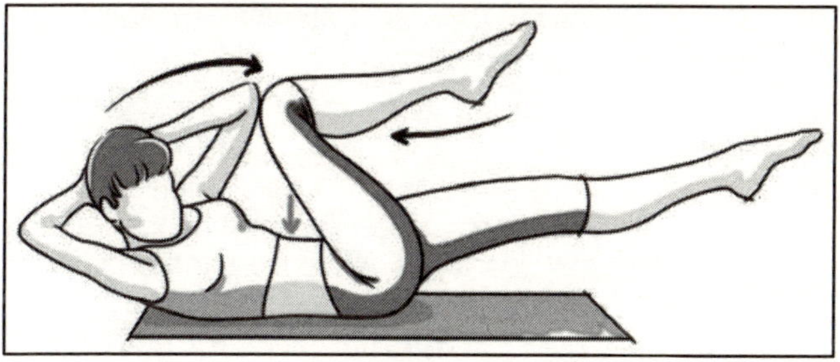

5 – Allongée sur le côté, en appui sur l'avant-bras, les jambes sont fléchies et serrées. Décollez lentement le bassin en expirant, tenez la position 5 secondes et reposez. Pensez à rentrer le ventre dès le départ et à serrer les fesses pendant l'effort. Faites l'exercice 10 fois de chaque côté et recommencez une autre série.

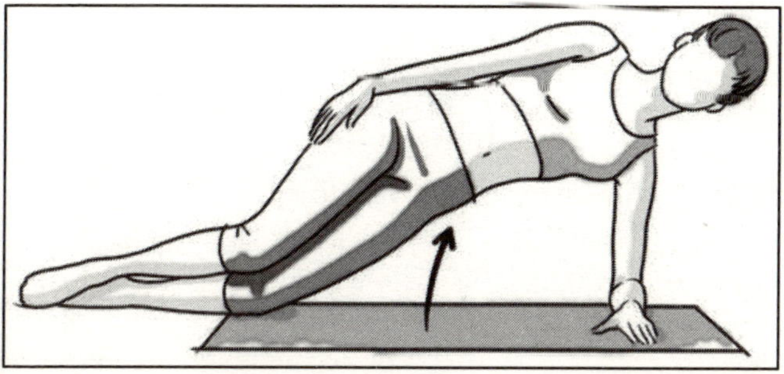

L'ÉTIREMENT DE LA SEMAINE

Posez vos mains contre un mur ou sur un meuble assez haut, les jambes légèrement écartées et relâchez le haut du corps en respirant profondément. La tête est dans le prolongement du dos, le regard dirigé vers le sol. Maintenez la position 20 secondes et recommencez 3 fois. Pensez à vous détendre et ressentez l'étirement des abdominaux.

ILS RACONTENT…

Marie :

« Indiscutablement, depuis que j'ai commencé le programme ventre plat, je vois la différence sur mon ventre : plus tonique, plus tendu. Heureusement parce que ça m'a coûté ! Le plus dur, c'est de me dire qu'il faut que je continue pour garder mes acquis. Et franchement, un quart d'heure tous les jours, c'est quand même une sacrée habitude à prendre. Pas toujours simple. Mais ça vaut largement le coup. Je vais persévérer ! »

Sylvie :

« Je suis très contente du résultat et fière de moi. En plus des abdos, je me suis remise au sport deux fois par semaine, et c'est vrai que ça change tout. Je me sens mieux à tous les niveaux. J'ai moins de cellulite sur les jambes et sur le ventre, mes bras sont plus fermes, ma silhouette en général est plus tonique. Et quand je reçois des compliments, c'est l'apothéose… »

PAS DE MYSTÈRE

Pour perdre un excédent de graisse, il faut à la fois manger mieux et se dépenser davantage. Pour parfaire le tout, n'importe quelle activité soutenue plus de 45 minutes fera l'affaire. Alors courez, pédalez, nagez, dansez, pourvu que ça dure !

■ CHEZ LES HOMMES : BRIOCHE ET POIGNÉES D'AMOUR

Nous nous sommes surtout adressées aux femmes depuis le début de cet ouvrage, mais nous n'oublions pas ces messieurs, invités à suivre exactement le même programme. Et sans ronchonner, merci.
Pour la grande majorité des hommes, les bourrelets disgracieux s'attaquent à la ceinture abdominale. Aujourd'hui, bon nombre d'entre eux sont attentifs à leur ligne et aimeraient retrouver la taille fine de leurs 20 ans ; question de séduction certes, mais aussi de santé ! Pour retrouver la forme, il n'y a pourtant pas de recette miracle. Il faut s'y mettre, c'est tout. Au menu, une bonne et une mauvaise nouvelles.
Bonne nouvelle : leur capacité à fabriquer du muscle leur permet de brûler plus de calories que les femmes. Ils ont plus de « masse maigre » (muscles, os), donc moins de graisse.
Mauvaise nouvelle : ce ne sont pas vraiment des « as » de l'assiette équilibrée. Les matières grasses, l'alcool, les restaurants entre copains vont bon train, bref, tous les ennemis du ventre plat. L'étape obligatoire du menu équilibré leur demande un véritable effort !

COMME UN COQ EMPÂTÉ !

Pas de mystère : chez les hommes aussi, les hormones ont leur part de responsabilité. Et plus particulièrement la testostérone dont le taux diminue proportionnellement à l'âge qui augmente. Résultats : moins de poils et de cheveux, on l'avait déjà remarqué, mais aussi moins de muscles et donc plus de ventre. Le truc à savoir, c'est que le taux de testostérone diminue dès 30 ans, et c'est donc à partir de cet âge critique qu'il faut commencer à ouvrir l'œil. Car plus le gras s'installe, plus il est difficile de le déloger.

À 50 ans, on commence à payer cher la vie trop sédentaire qu'on a eue, les repas bien arrosés, le stress ; bref, tout ce qui concourt à la formation de cette « bouée » pas très esthétique. En plus, quand on vieillit, on brûle moins de calories. Pire : le ramollissement des abdominaux peut laisser, avec le temps, le ventre s'étaler vers l'avant et le bas (principe de gravité oblige). D'où l'importance de garder à cet endroit un rempart musculaire. Heureusement, ce n'est pas non plus la catastrophe puisqu'il est toujours temps de reprendre une alimentation équilibrée et une activité sportive régulière, qui permettent de lutter efficacement contre l'embonpoint.

« J'AI GROSSI PARCE QUE J'AI ARRÊTÉ LE SPORT »

Ah, la bonne excuse ! Tous les anciens sportifs, ou presque, le disent et cette affirmation mérite une précision pourtant évidente. Plus on pratique un sport, plus on dépense d'énergie. On mange donc en conséquence pour faire face aux besoins énergétiques du corps. Jusque-là, rien d'exceptionnel. « Je mange, je bouge », donc mes sorties caloriques sont à la hauteur de ce que j'ingurgite. Et un beau jour, on arrête le sport, pour mille (mauvaises) raisons, tout en conservant la même alimentation. Résultat : toujours les mêmes apports caloriques pour, cette fois, une dépense énergétique moindre. Les kilos s'installent invariablement. Sauf si vous pensez à adapter votre menu !

SCULPTURAL

Des abdos, on en a tous, et c'est déjà une excellente nouvelle. Le truc, c'est qu'ils sont plus ou moins cachés derrière une barrière de graisse et là, c'est tout de suite moins sexy. Pour éliminer le gras en douceur, c'est

principalement dans l'assiette que ça se passe. Ensuite, vous pourrez non seulement voir vos abdos, mais en plus les montrer fièrement !
Précisons : l'exercice ne représente en effet qu'une partie du programme pour perdre de la graisse, le reste étant tributaire de l'alimentation. Cela signifie qu'évidemment, si vous faites du sport, vous serez plus tonique, raffermi, plus fort, mais sans effort portant sur l'alimentation, vous garderez votre gras par-dessus le muscle ! Quel dommage.
Pour travailler les abdominaux, vous n'avez pas besoin de machines, sauf si ça vous amuse. Chez nous, pas de sexisme, les exercices de cet ouvrage sont aussi efficaces pour les hommes que pour les femmes. Hop, hop hop !

« MON VENTRE, C'EST DE FAMILLE »

Pas de chance. Mais la bonne nouvelle, c'est que ce n'est pas forcément vrai et irréversible. Souvent, les excès de poids familiaux sont dus à de mauvaises habitudes alimentaires que l'on se transmet de génération en génération tout comme la couleur des yeux. Autant on ne peut pas changer cette dernière, autant on peut varier le contenu du frigo. Appliquer les règles de bon sens dans la cuisine change parfois bien des choses : faites attention à votre alimentation et essayez de comprendre de quoi votre corps a besoin. Vous pouvez aussi vous faire aider par un nutritionniste pour réapprendre à manger correctement.
Enfin, si tous les conseils ont échoué, il vous reste la visite chez l'endocrinologue, qui après une batterie d'examens saura vous orienter et vous prescrire un traitement hormonal si besoin.
Quant au sport, c'est vrai que ce n'est pas facile de commencer une activité physique quand on est trop

gros. Il faut y aller de façon progressive pour ne pas se décourager et si possible, au moins au début, préférer les sports de piscine qui permettent de se soulager d'une bonne partie de son poids. Au fur et à mesure des séances, vous verrez que cela devient de plus en plus facile et que c'est une véritable source de satisfaction.

SIX BONNES RAISONS POUR PERDRE CE VENTRE

- Vous diminuerez les risques cardio-vasculaires et d'infarctus.
- Un ventre trop rebondi peut entraîner cholestérol et diabète.
- La graisse du ventre, la plus nocive, est également celle que les hommes perdent le plus facilement. La nature est bien faite.
- Les hommes plus musclés brûlent davantage de calories, y compris en dormant !
- Les hommes dont le tour de taille est trop important souffrent plus que les autres de troubles de l'érection.
- Vous aurez une meilleure estime de vous-même et vous sentirez mieux dans votre peau et dans vos tee-shirts. Vous serez plus à l'aise avec votre apparence et vis-à-vis du regard des autres. En un mot, vous serez plus BEAU.
- Vous retrouverez la forme : 4 kilos de moins, c'est une demi-heure de plus à gambader sur le terrain de foot avec les copains ou à pédaler en forêt.

■ C'EST L'HEURE DE MANGER !

AU BONHEUR DES HOMMES : LES 10 POINTS À AMÉLIORER !
Les mâles se veulent du bien, et tant mieux. Les hommes qui rêvent de femmes parfaites devraient parfois investir dans un miroir en pied. Il y a de fortes chances pour qu'ils y observent un bipède tout à fait imparfait, aux formes arrondies et dont les plaquettes de chocolat sont plutôt à l'intérieur de l'estomac qu'à l'extérieur, ornant de sublimes abdos en béton. Parallèlement à des exercices de muscu, généralement bien acceptés par ces messieurs, quelques réformes alimentaires sont à mettre en route sans tarder. Pour retrouver une ligne de gagnant et perdre ce petit ventre, suivez donc nos conseils.

1. On petit-déjeune
Incroyable le nombre d'hommes qui imaginent qu'un café noir (ou pire un LITRE de café noir), c'est un petit déjeuner. Non, c'est un café noir, c'est tout. Quant aux brioches, mieux vaut les laisser chez le boulanger plutôt que d'en adopter une récalcitrante, heureuse de s'enrouler autour de votre taille. Le petit déjeuner doit rester digeste, certes, mais c'est un repas à part entière ! Consistant et équilibré, il apporte dans l'idéal des protéines (jambon, œuf, fromage ou, au moins, céréales* + fromage blanc ou yaourt), des sucres lents (pain complet, céréales* – les mêmes que ci-dessus, fruit nature) et un peu de gras (re-voilà notre jambon ou notre œuf, mais des noix/noisettes, ça marche aussi). Faites-vous plaisir.

---

* Par céréales nous entendons « muesli » à base de céréales complètes et nature. Pas les barres ni les céréales du matin chocolatées, soufflées et autres pétales de maïs hyper sucrés.

2. On ne se nourrit pas de barres chocolatées

Ce n'est pas un mythe, mesdames et messieurs sachez-le : de très nombreux hommes croient encore, au XXIe siècle, que dans le mesure où ils sont « calés », ils sont « nourris ». Il est très fréquent de rencontrer des mâles « attablés » devant deux barres de chocolat et une grande tasse de café pour faire glisser - le téléphone dans l'autre main, parce qu'on n'a pas que ça à faire non plus. (PS : on les retrouve à la pharmacie, réclamant avec force grimaces de douleur des pastilles contre les maux d'estomac.)
Alors un : un repas digne de ce nom comprend une crudité (par exemple salade verte) + du poisson (ou des œufs, ou de la viande) + un légume (c'est bien écrit « légume », pas « frites ») + un fruit. À partir de là, toutes les variantes sont possibles, dans les limites du raisonnable. Rappel : une tarte au citron n'est pas un fruit.
Deux : ne sautez pas de repas. Les femmes le savent, les hommes le font. L'excuse du planning trop chargé est nulle, et ensuite, vous allez vous rattraper en grignotant... Ou encore dévorer un dîner gargantuesque.

3. On varie ses sandwiches

On ne va pas vous interdire le sandwich, vous vous laisseriez peut-être mourir de faim. Mais pourquoi prendre tous les jours le même ? Pourquoi ? Puisque la dame de la boulangerie vous connaît (elle vous sert chaque jour pile à la même heure), vous pouvez sans complexe imposer vos desiderata. Déjà, c'est sans (trop de) beurre et surtout sans mayonnaise. En revanche, exigez un peu de salade verte et/ou de rondelles de tomates, ce sera déjà ça. Au total cela nous donne : « bonjour madame un poulet (thon ou œuf ou viande froide ou poisson)/crudités s'il vous plaît ; et sans mayo, merci ! ». Vous vous souviendrez ?

Et comme accompagnement, c'est une petite bouteille d'eau. Pour conclure, une banane ou un autre fruit : vous voilà rassasié et en forme. Incroyable, non ? Vous aurez même droit à un goûter, et on ne sera même pas trop regardant. La vie est belle !

4. On cesse de croire qu'on est génétiquement programmé pour les rillettes

Attention cela risque d'être un choc pour vous, mais il faut que vous appreniez la vérité un jour ou l'autre : on vous a menti. Il n'existe aucun gène des rillettes, ni même de pâté de tête, d'œuf en gelée ou de charcuterie de pays. Là, il va falloir faire un sérieux effort, et passer à la salade, la soupe (de poisson pourquoi pas) ou autre préparation « soft » ou, si vous n'êtes pas fan, à rien du tout. Une entrée de temps à autre, d'accord, mais pas à chaque repas, sinon on court à la catastrophe.

5. Dans la journée, on boit… de l'eau

Vous avez tendance à boire à peu près de tout, sauf de l'eau. Erreur.

- L'alcool est très calorique, et au-delà de 2 ou 3 verres de vin rouge par jour, danger. D'ailleurs, en phase « starter », quelques jours, voire semaines, avec « zéro alcool » sont les bienvenus. Car les calories issues de l'alcool se logent directement dans le ventre.
- Les sodas (lights ou pas) ne devraient même pas exister.
- Les jus de fruits sont préférables, à condition qu'ils soient « 100% pur jus » (pas de sucre ajouté) et qu'ils ne remplacent pas les fruits nature.
- Le café n'est pas votre ami au-delà de quelques tasses quotidiennes (le seuil diffère selon les individus).
- Les bons plans : l'eau, le thé léger, les tisanes. Et à

table, c'est de l'eau avant tout, naturellement. Un verre pour le vin, si vous voulez (que vous ne remplissez qu'une fois) et un verre pour l'eau (que vous videz à volonté !).

6. On se calme sur le plat du jour

S'il rime avec « cassoulet », « confit de canard » « couscous royal » ou « choucroute », le plat du jour devrait s'appeler le plat de la semaine, voire, durant ces 6 semaines de programme, le plat du mois. Le vôtre, de plat du jour, comprend presque toujours les mots « poisson du jour », « grillé » et « légume ».

7. On déguste le fromage, on ne le dévore pas

Inutile d'avaler des camemberts entiers pour prouver au fromage que vous l'aimez. On le sait. Pour vous qui souhaitez retrouver un ventre plat, le salut ne passe pas par le plateau de fromages. L'idéal, c'est une petite part le matin, et pas aux autres repas. Vous pouvez aussi en consommer sans dommage lors des menus sans autres aliments gras (par exemple, quiche + fromage, c'est non. Mais cabillaud + épinards + fromage, pourquoi pas).

8. On gère ses desserts comme un grand

Un dessert, c'est une touche sucrée en fin de repas. Une TOUCHE, pas un clavier. Donc, c'est un fruit (cru ou cuit), de la compote, du fromage blanc, une soupe de fruits ou un sorbet. Tout ça, d'accord. Dès qu'on passe dans la catégorie « pâtisseries », « mousses », « crèmes »… les warning clignotent, c'est danger.

9. On n'additionne pas les apéros

Un pot de temps à autres, d'accord, un double whisky tassé tous les soirs, accompagné d'une poignée de ca-

cahuètes, c'est non. Revoyez votre copie : on peut très bien se retrouver entre amis sans rouler sous la table, et sans manger l'équivalent calorique de deux repas sous forme de rondelles de saucisson. En tout cas, si c'est « boisson obligatoire », pour vous, c'est de l'eau, éventuellement du jus de tomate ou de fruit.
Exceptionnellement (anniversaire, fête...), réservez votre boisson apéritive pour le week-end prochain ; là, préférez le champagne ou le vin.

10. On ne dévalise pas les boulangeries

Les hommes aiment le pain, c'est comme ça. Encore une affaire de gènes, sans doute... En tout cas, nulle intention de notre part de démolir cet aliment mythique, tout à fait honorable dès lors qu'il est complet ou aux céréales –la baguette et le pain blanc en général sont moins intéressants sur les plans nutritionnel et « ventre plat ». Le pain doit cependant être consommé avec modération. Deux ou trois tranches par repas, oui. Mais la main dans la corbeille, qui pioche machinalement sa dîme pour accompagner indifféremment la viande, le beurre, les légumes, tout ce qui traîne sur la table, non.
Le pain ne pose pas de problème, sauf s'il « appelle » la tartine (de tarama, de fromage, de tout et de n'importe quoi). Et évitez de saucer, s'il vous plaît...

Gardez le cap

■ DES ABDOS AD VITAM ETERNAM

Maintenant que vous avez retrouvé un ventre plat, ou du moins des abdos toniques, et un moral d'acier, pas question de s'arrêter en si bon chemin et de réduire à néant vos efforts. Rassurez-vous, le plus dur est derrière vous, et pour conserver vos beaux acquis, il n'y a pas de mystère, il faut garder le rythme.

Donc trois ou quatre fois par semaine, prenez rendez-vous avec votre tapis de sol, une musique bien cadencée et c'est parti pour 10 minutes.

Choisissez votre menu « à la carte » parmi les exercices qui suivent ; vous les connaissez bien pour les avoir déjà pratiqués. Laissez libre cours à votre imagination et variez les efforts, le nombre de séries et même la quantité d'abdos. Si au chapitre 1, une série de 10 abdos vous évoquait le bout du monde, vous avez aujourd'hui largement les capacités et l'entraînement pour en enchaîner 20 ! Optez donc pour 4 exercices qui vous font plaisir, et passez à l'action un jour sur deux par exemple. Ou même tous les jours si le coeur vous en dit. La semaine suivante, changez de menu, et ainsi de suite. Enfin, soyez régulière sans être tortionnaire ; écoutez-vous, respirez, travaillez à votre rythme et votre ventre vous le rendra.

Au choix, parmi les 5 enchaînements suivants :

ENCHAÎNEMENT 1

C'est le plus facile : il reprend les exercices des deux premières semaines. Un jeu d'enfant pour vous !

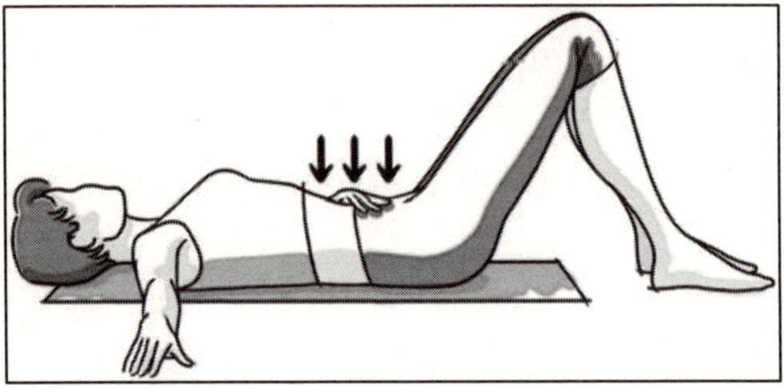

Maintenez la contraction pendant 10 secondes (voir page 15).

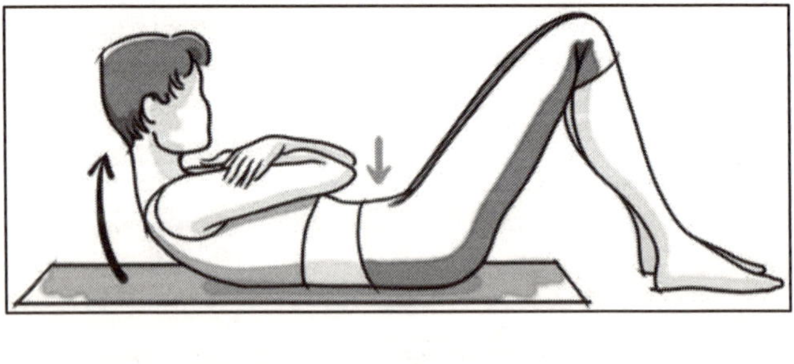

Maintenez la contraction pendant 5 secondes (voir page 16).

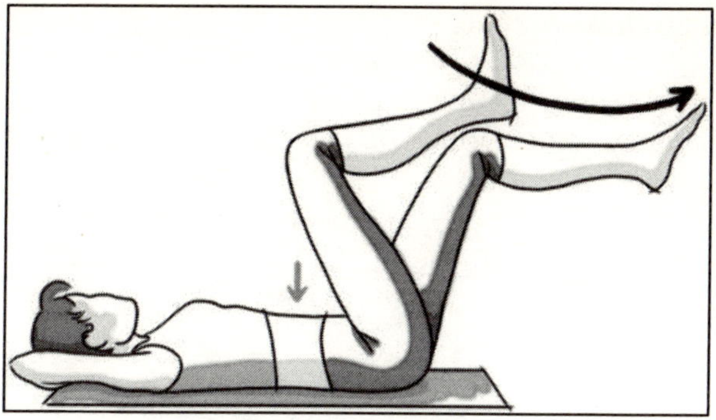

Pédalez 20 fois au moins (voir page 17).

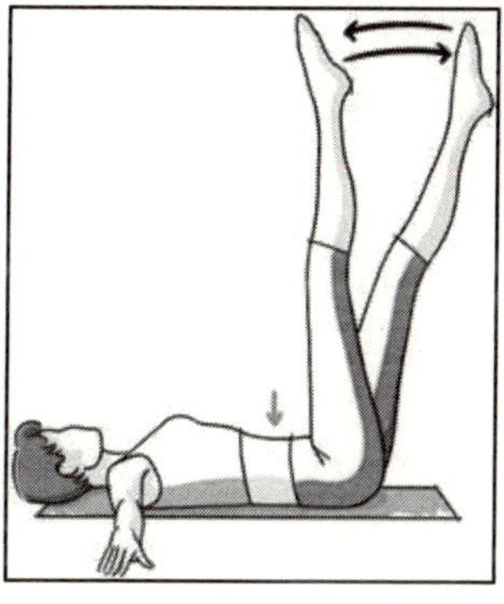

Faites 30 petits battements devant-derrière (voir page 35).

Décollez le haut du corps 15 fois (voir page 36).

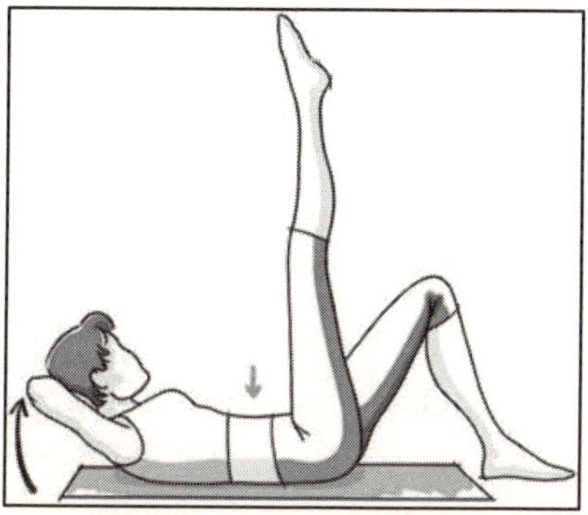

ENCHAÎNEMENT 2

Un rappel des exercices de la deuxième et de la troisième semaines. Un peu plus technique, mais plus « payant » aussi que l'enchaînement précédent.

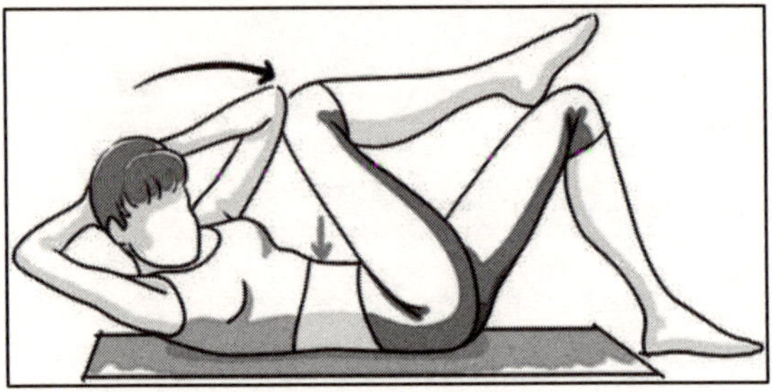

Venez toucher le genou avec le coude opposé, 15 fois de chaque côté (voir page 37).

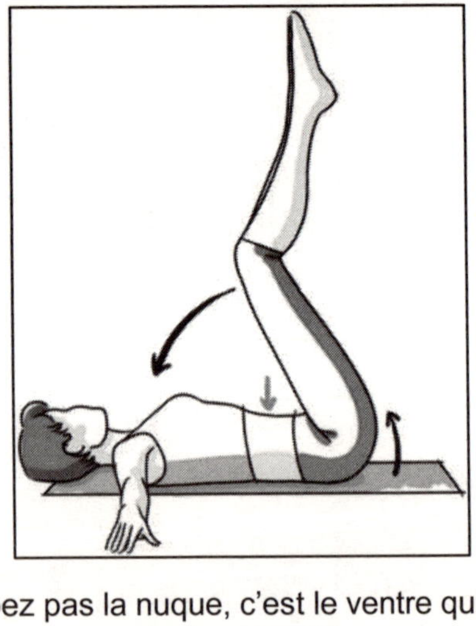

Ne crispez pas la nuque, c'est le ventre qui travaille (voir page 38).

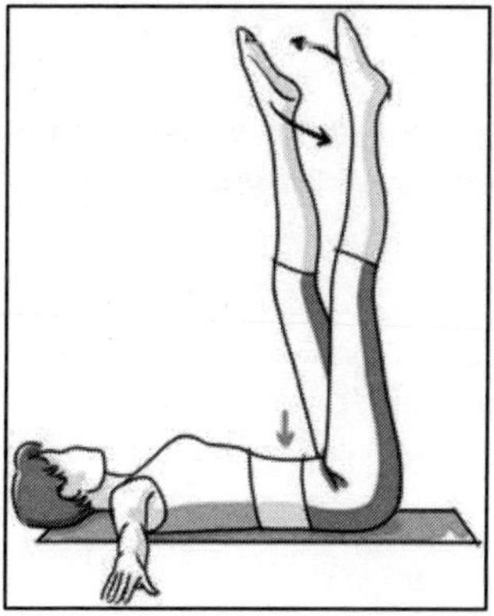

Le ventre est toujours bien rentré et le dos collé au sol (voir page 57).

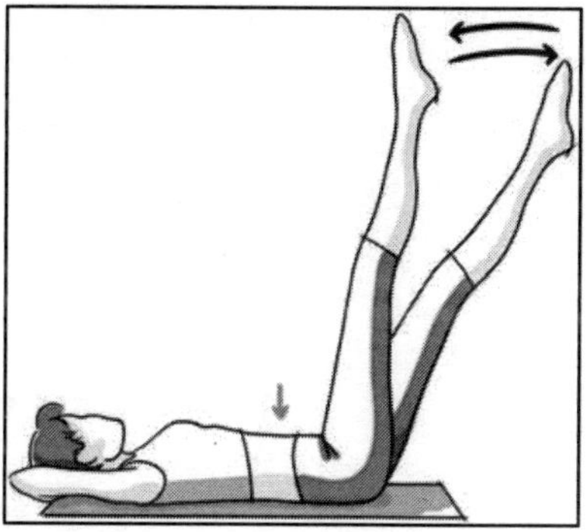

Attention à ne pas creuser le dos : gardez le ventre bien rentré (voir page 58).

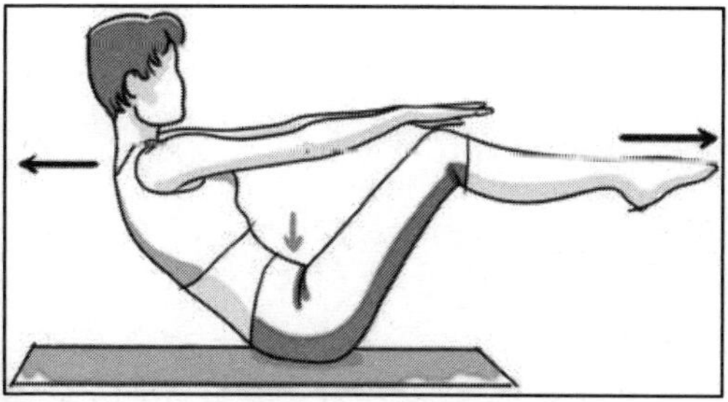

Mieux vaut faire petit et bien (voir page 59).

ENCHAÎNEMENT 3

Cette série reprend principalement des exercices de la quatrième semaine. Ils restent faciles si vous les pratiquez régulièrement !

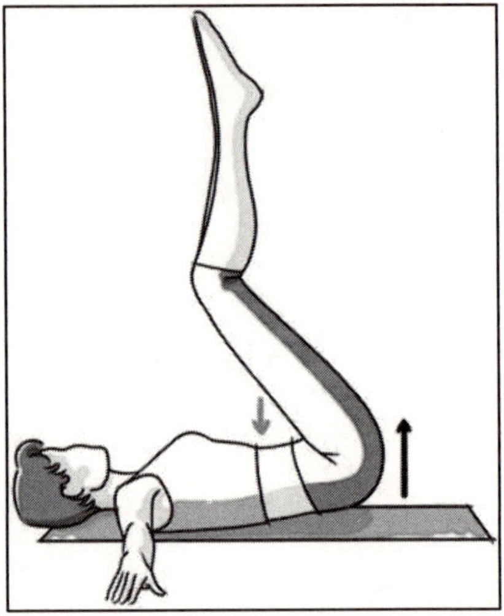

C'est une petite élévation, pas une chandelle (voir page 60).

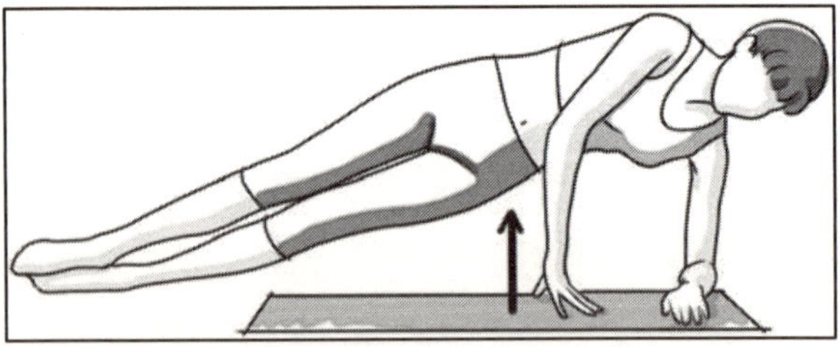

Maintenez la position pendant 20 secondes (voir page 74).

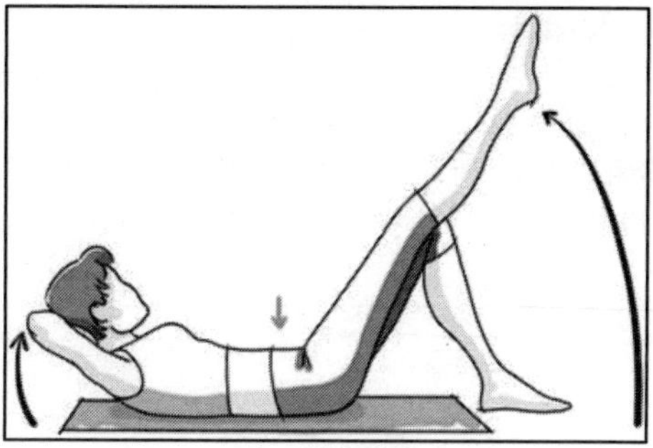

Pensez à expirer pendant la contraction musculaire (voir page 74).

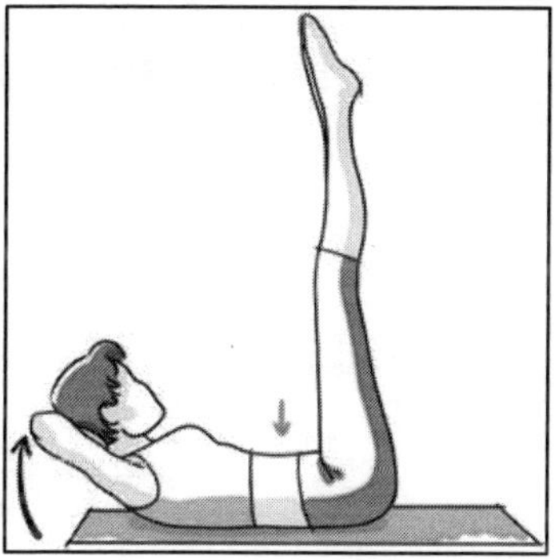

Pensez toujours à rentrer le ventre (voir page 75).

Si c'est trop facile, éloignez les pieds de vos fesses (voir page 75).

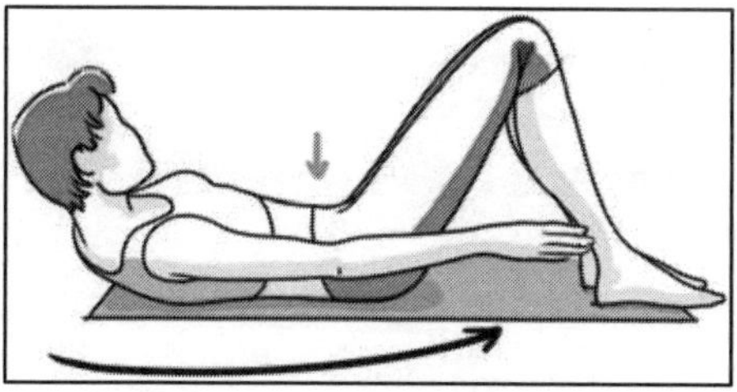

ENCHAÎNEMENT 4

Si vous avez un peu trop « perdu l'habitude » des abdos, n'attaquez pas cette série. Attendez une petite semaine ou échauffez-vous d'abord avec l'enchaînement 1.

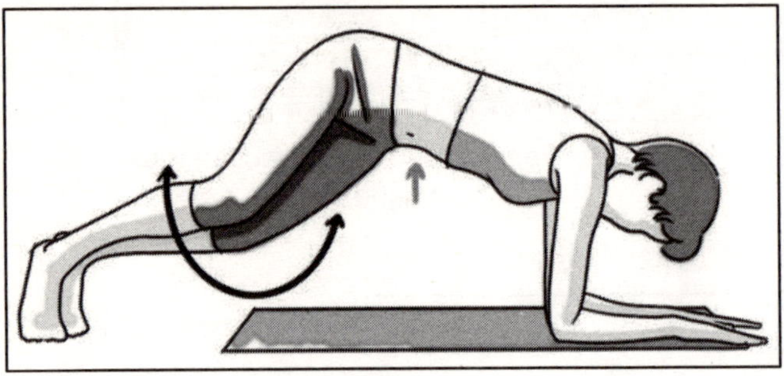

Le ventre est serré, le dos tenu, pas creux
(voir page 85).

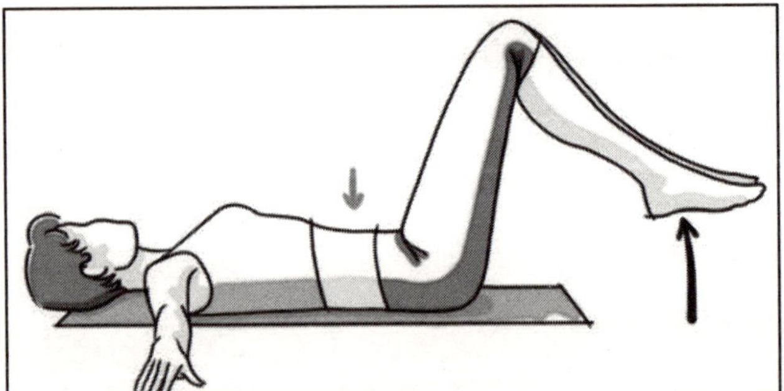

Si c'est trop difficile, alternez un pied après l'autre
(voir page 86).

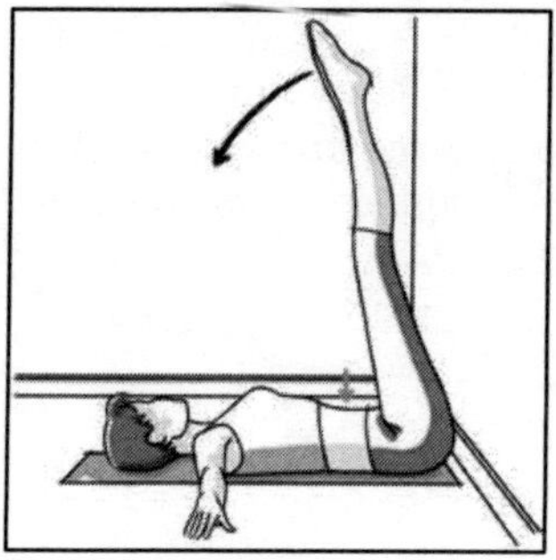

L'amplitude de mouvement est assez réduite : c'est normal (voir page 86).

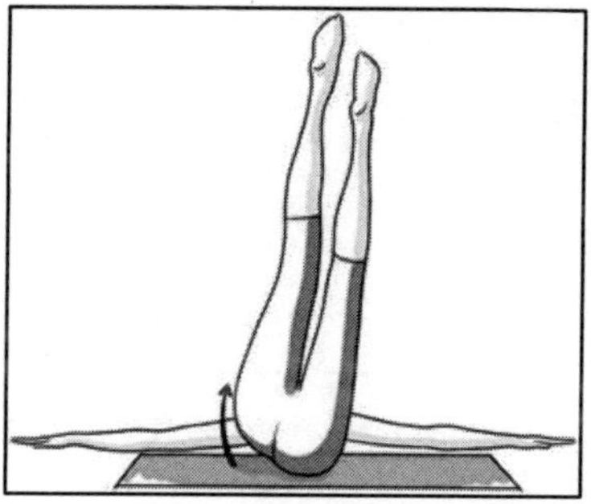

Le ventre reste très rentré, la nuque détendue (voir page 87).

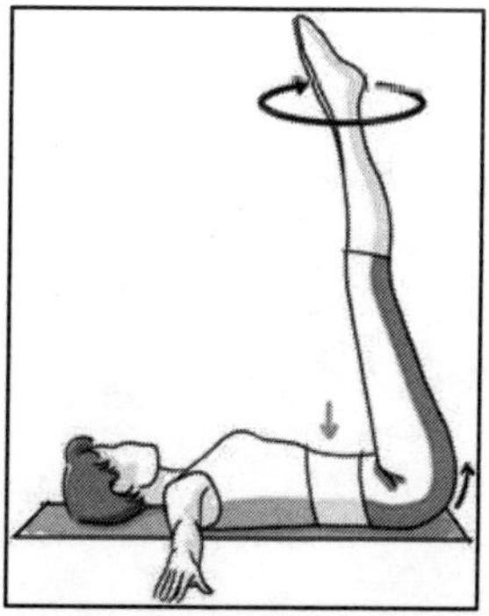

Décollez légèrement les fesses lorsque vous ramenez les jambes vers vous (voir page 87).

ENCHAÎNEMENT 5

C'est l'enchaînement le plus technique. Réservé aux championnes comme vous ! Échauffez-vous avant en vous offrant l'enchaînement 1 ou 2.

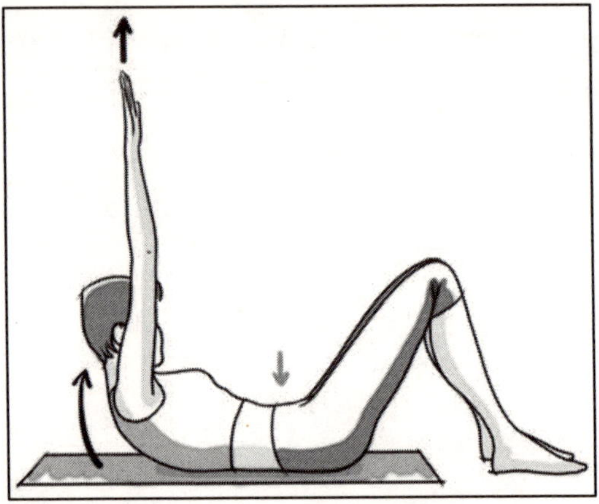

N'allez pas trop vite, cela ne sert à rien (voir page 99).

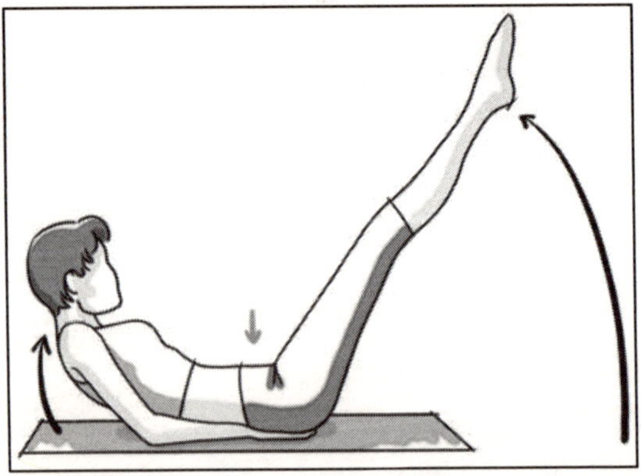

Le ventre est bien serré et le dos presque rond (voir page 100).

Si les fesses semblent si lourdes qu'il est impossible de les décoller, tenez-vous sous un meuble (voir page 100).

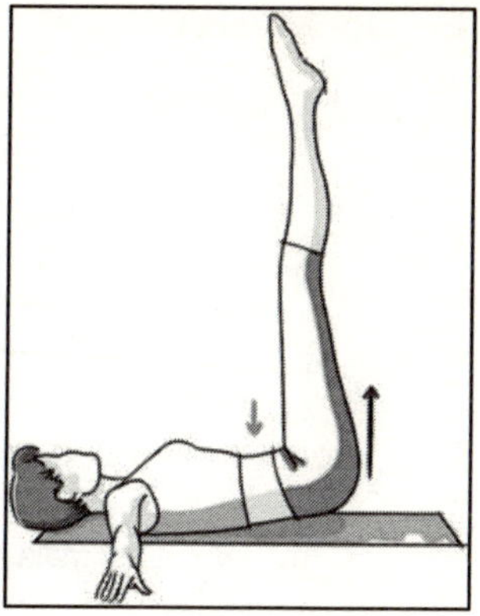

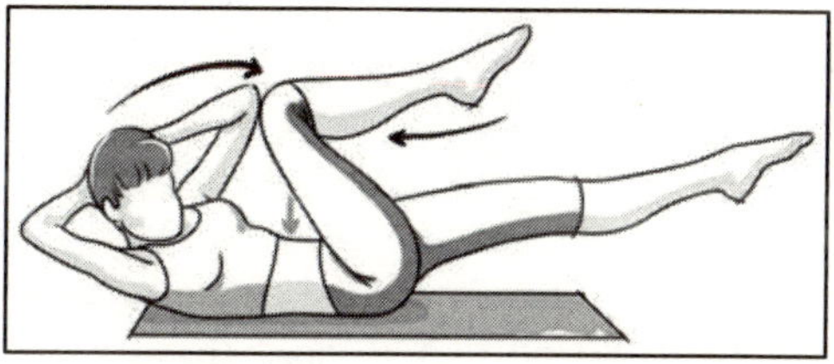

Faites 3 séries de 20 en vous accordant une bonne pause respiratoire entre chaque (voir page 101).

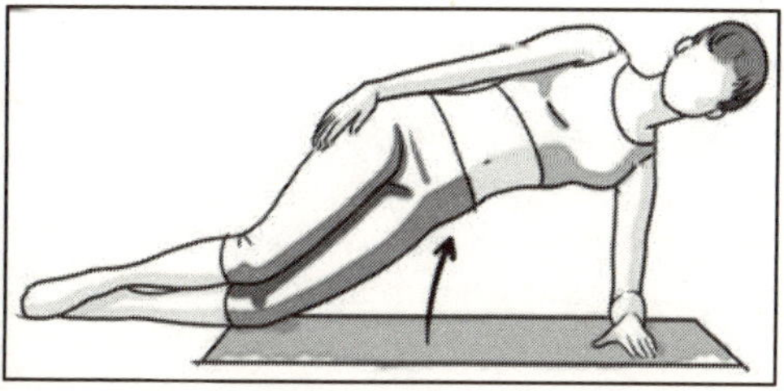

Pensez à rentrer le ventre dès le départ (voir page 101).

■ UN NOUVEL ART DE VIVRE

Au terme de ces 6 semaines de programme ventre plat, vous avez normalement intégré de nouvelles habitudes alimentaires. Ce n'est pas parce que vous avez atteint votre objectif qu'il faut les abandonner ! Au contraire, si vous renouez avec vos vieilles habitudes, la « récidive » est à craindre, les mêmes causes produisant les mêmes effets !

Donc, tout comme vous poursuivez vos exercices, gardez aussi le cap sur les autres plans : gestion du stress, alimentation raisonnée, balades au grand air, mépris du tabac… L'ensemble s'appelle l'hygiène de vie ; c'est la meilleure façon – et la plus agréable – d'avoir un esprit sain dans un corps fin.

LES 10 RAPPELS « HYGIÈNE DE VIE » GÉNÉRAUX

1. Mangez ni trop, ni trop peu. De la mesure en tout !
2. Évitez au maximum les plats préparés, de l'entrée au dessert : pensez « simple et frais », c'est la seule façon de ne pas manger trop de sucre, de sel et de graisses.
3. Faites-vous plaisir, mais pas systématiquement avec la nourriture : à la place, achetez un livre, un accessoire ou une place de ciné !
4. Ne ratez pas une occasion pour marcher, sortir, bouger. Forcez-vous un petit peu…
5. Côté boissons, considérez l'eau et le thé comme vos meilleurs amis, et tout le reste avec suspicion. Dédaignez toutes les boissons sucrées, véritables pièges.
6. Ne fumez pas, et n'hésitez pas à arrêter par « peur de grossir » : contrairement à ce que l'on croit, le tabac a des effets pervers sur la ligne.

7. Traitez votre corps avec gentillesse, massez-le, employez des savons ou gels douche agréables, achetez des vêtements confortables : tant que vous le mépriserez, vous n'arriverez à rien.
8. Lâchez un peu la télé. Dans son genre c'est peut-être l'objet le plus « anti-ventre plat » qui soit : dévoreuse de temps, elle vous laisse mou, sans motivation, et sans temps pour faire autre chose.
9. Riez plus, et faites tout pour ça (ce n'est pas face à votre télé ou à votre écran d'ordinateur que ça risque de vous arriver !). Rire sollicite tous les abdos et améliore la digestion. Si, c'est vrai !
10. Profitez ! Des repas entre amis, des moments en famille, des premiers rayons de soleil de la journée (et des derniers), d'une belle musique. Un ventre plat ne sert à rien si vous n'atteignez pas un équilibre de vie.

Index

Achevé d'imprimer sur rotative
par l'Imprimerie Darantiere à Dijon-Quetigny
en mars 2005

Dépôt légal : mars 2005
N° d'impression : 25-0173

Imprimé en France